Knaur

W0290878

Bernd Neumann ■ Dr. med. Ulrich Schäfer

Gedächtnisstörungen, Demenz, Alzheimer

- Vorbeugung, Diagnose, Behandlung
- Warnsignale erkennen, Risikofaktoren ausschalten
- Ein Ratgeber für Betroffene und Angehörige

www.knaur.de

Inhalt

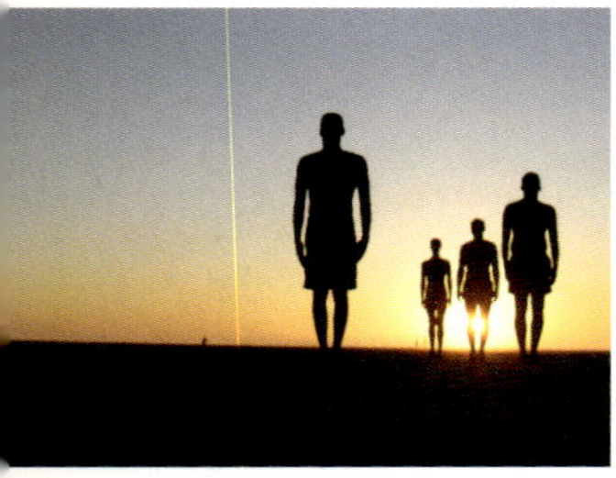

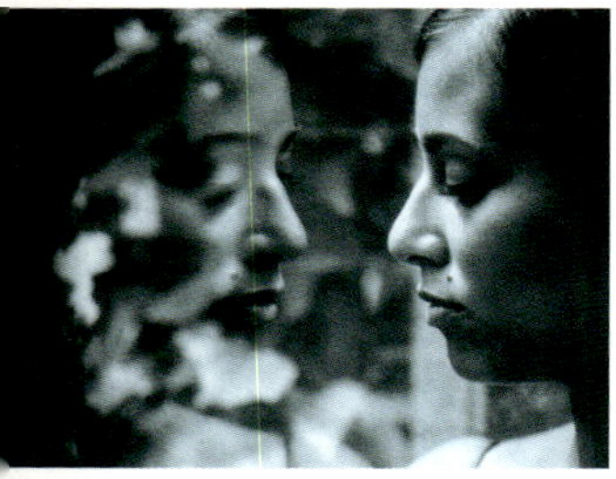

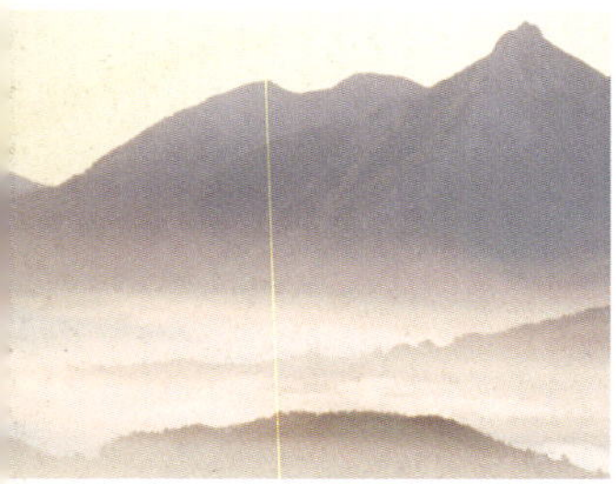

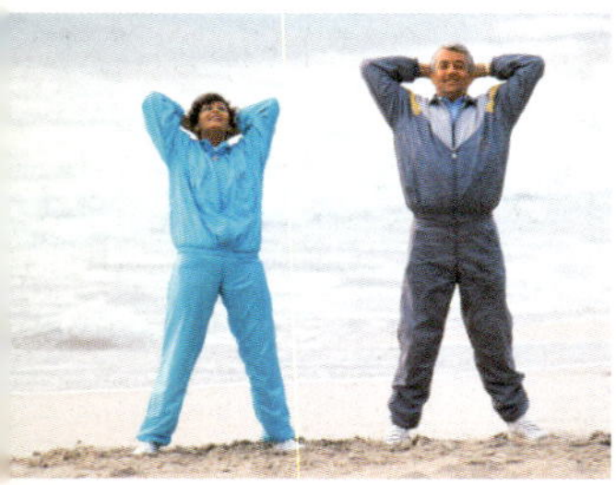

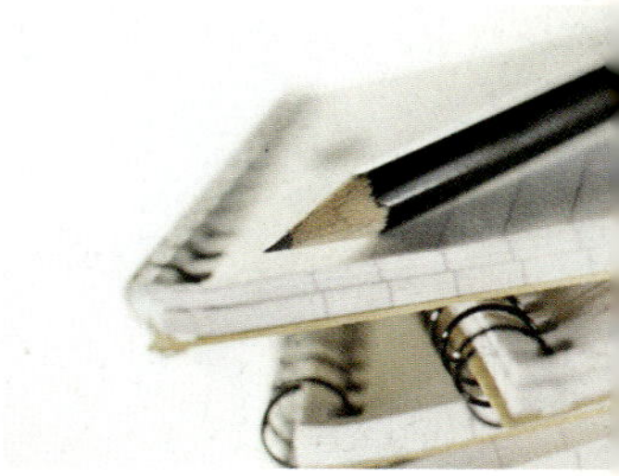

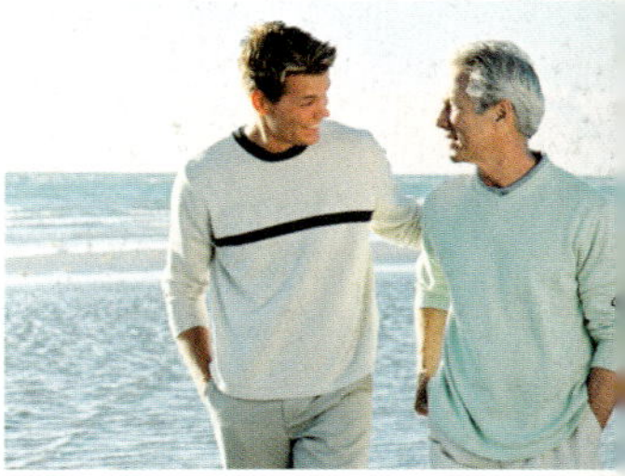

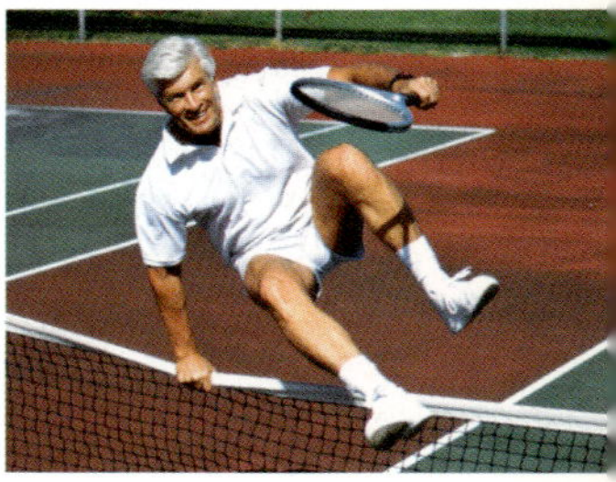

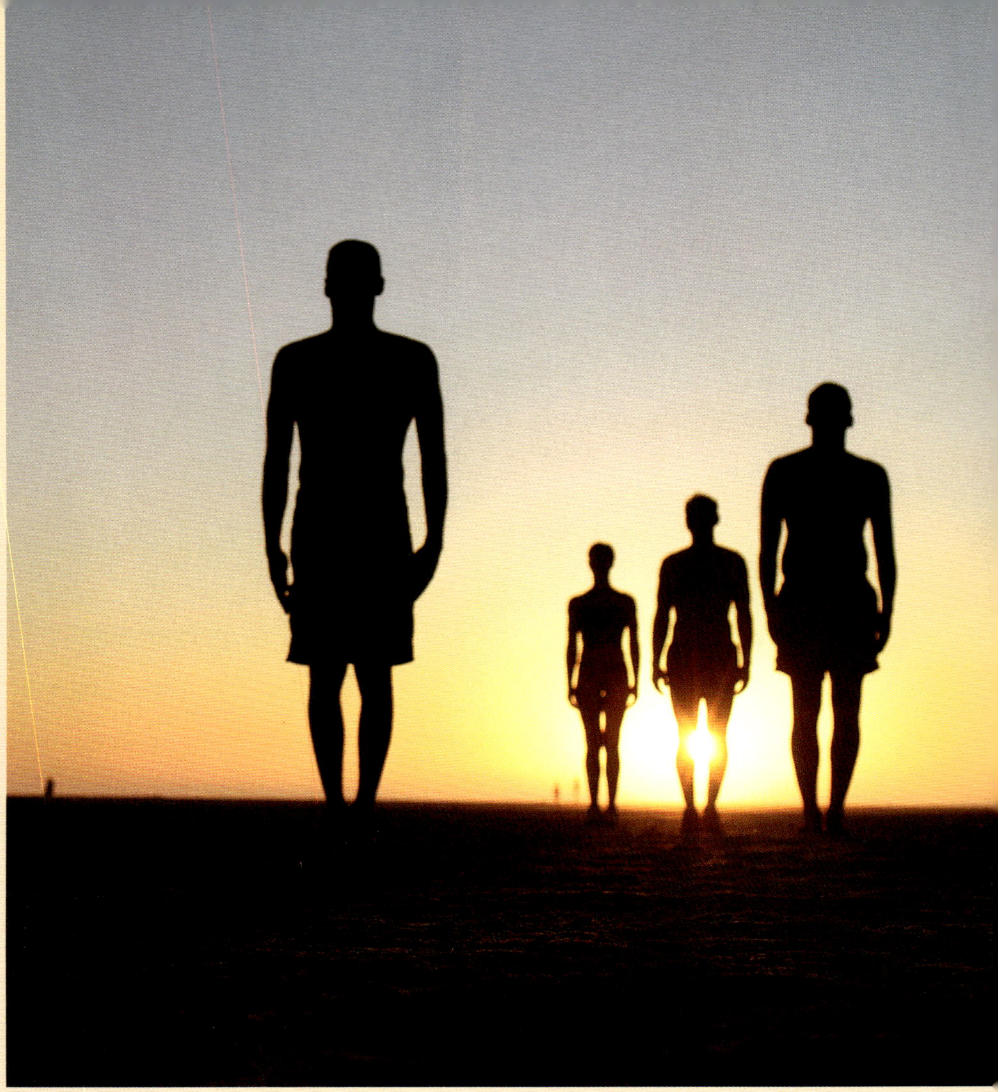

Demenz in Deutschland - Zahlen, Fakten, Schicksale

Der Begriff »Demenz« stammt vom Lateinischen »de mens« ab und bedeutet »ohne Geist«. Wir nehmen Sie mit in das Leben eines Dementen und zeigen Ihnen anhand aktueller Zahlen, welche Bedeutung dieser Erkrankung zukommt - sowohl im privaten Leben eines jeden Einzelnen als auch für die gesamte Gesellschaft.

Demenz – Was ist das?

Mit Demenz bezeichnen Ärzte den meist schleichenden Verlust der geistigen Fähigkeiten eines Menschen, beginnend bei kaum auffälligen Vergesslichkeiten über Schwierigkeiten bei der Wortfindung sowie Probleme, das aktuelle Datum zu nennen, bis hin zu der Unfähigkeit, vom Supermarkt nach Hause zu finden und die nächsten Angehörigen zu erkennen. Mit Fortschreiten der Krankheit schließlich geht gar nichts mehr, das auch nur der geringsten geistigen Kapazität bedürfte: Der Gang zur Toilette wird zur Unmöglichkeit, ein Kamm – was ist das? Demenzkranke befinden sich buchstäblich auf dem Weg ins Nichts, in eine Welt des Augenblicks ohne jeden Bezug zu einem Davor oder Danach, aus der sie oft ein vorzeitiger Tod befreit.

Hinweis für alle Leserinnen und Leser

Die meisten dementen Patienten sind Frauen. In unserem Buch sprechen wir dennoch von »dem Patienten«. Hiermit meinen wir selbstverständlich stets beide Geschlechter. Lediglich aus Gründen einer flüssigeren und verständlicheren Lesbarkeit haben wir darauf verzichtet, »die Patientin/der Patient« bzw. »PatientInnen« zu schreiben.

Die Last der Angehörigen

Die Entwicklung, die eine Demenzerkrankung nimmt, ist tragisch und unfassbar für den Betroffenen, der sein Schicksal kommen sieht. Vielleicht noch mehr zu leiden aber haben die Angehörigen, die den Demenzkranken oft über Jahre betreuen und das langsame geistige Sterben eines geliebten Menschen begleiten. Wer wollte entscheiden, ob die Angehörigen weniger zu leiden hätten, wenn es sich um einen plötzlichen Tod wie bei einem tödlichen Herzinfarkt handelte? Schließlich haben die Angehörigen Demenzkranker die Möglichkeit, langsam Abschied zu nehmen. Doch ein solcher Abschied fällt auch sehr schwer:

Nicht alle Demenzerkrankungen führen zwangsläufig in die Krankheit. Viele können Sie vorbeugend bekämpfen oder aufhalten, in manchen Fällen ist sogar konkrete Heilung möglich!

Man wird nicht mehr erkannt; häufig ist es der eigene Vater oder die eigene Mutter, der bzw. die sich in ein hilfloses Baby zurückverwandelt.

Das ist in vielen Fällen tatsächlich so, vor allem bei der Alzheimerschen Demenz. Aber es existieren zahlreiche verschiedene Formen von Demenz – ein Lichtblick: einige davon sind heilbar! Andere lassen sich zumindest aufhalten oder sogar teilweise umkehren. Und: Demenzen lassen sich in vielen Fällen bereits vorbeugend bekämpfen. Wir werden auf all dies in den folgenden Kapiteln noch näher eingehen. Ganz bewusst haben wir diese drastischen Worte an den Anfang unseres Ratgebers gestellt, weil nun zunächst Zahlen und Fakten folgen, die Ihnen weniger von dem vermitteln können, was Demenz für den Einzelnen wirklich bedeutet.

Ein »Volks«-Leiden mit steigender Tendenz?

Exakte Zahlen, wie viele Menschen pro Jahr an einer Demenz erkranken, gibt es nicht. Das Problem dabei: es ist davon auszugehen, dass nicht jede Demenzerkrankung auch wirklich erkannt wird. Und wenn sie erkannt wird, ist es nicht gerade einfach, die verschiedenen Formen auseinander zu halten. Wir müssen uns also auf Schätzwerte verlassen – die jedoch europaweit in etwa ähnlich ausssehen. Danach sind in Deutschland derzeit ungefähr 1 Million Menschen an einer Demenz erkrankt – immerhin ein 80stel der Gesamtbevölkerung unseres Landes!

So aber wird es nicht bleiben. Denn wie Sie im nächsten Abschnitt erfahren werden, ist die Demenz ein Problem vor allem des fortgeschrittenen Alters. Und unsere Bevölkerungsstruktur ist in einer Veränderung begriffen: Immer mehr Menschen werden immer älter.

So rechnet man für das Jahr 2040 mit etwa 1,8 Millionen Demenzkranken, was bereits einem 44stel unserer heutigen Bevölkerung entspräche. Wenn wir dabei von einem heutigen Wert von 1 Million ausgehen, so entspricht das einer Steigerung um 80 Prozent!

Wer ist von Demenzen betroffen?

In der Altersgruppe von 45 bis 64 Jahren sind Demenzen äußerst selten, beträgt die Rate hier doch nur etwa 0,0035 Prozent. Das entspricht etwa 750 Demenzkranken unter den gut 21 Millionen Bundesbürgern der genannten Altersgruppe im Jahre 2003. Bei den 65- bis 69-Jährigen sind hingegen schon 1,4 Prozent betroffen, was einer absoluten Zahl von gut 67 000 dementen Menschen entspricht. Ab diesem Lebensalter, so haben Wissenschaftler in einer Analyse verschiedener Studien festgestellt, verdoppelt sich die Prozentzahl der Betroffenen (die so genannte Prävalenz) mit zuneh-

Mit der steigenden Lebenserwartung wird auch die Zahl der an Demenz erkrankten Menschen zunehmen.

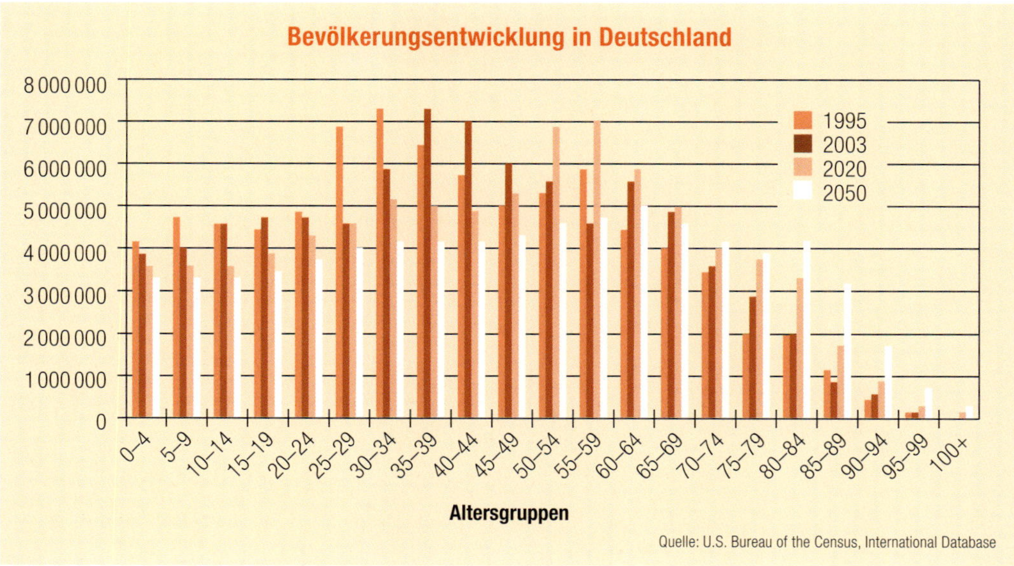

mendem Alter alle 5,1 Jahre. Das hat natürlich fatale Konsequenzen angesichts einer Bevölkerungsstruktur, die immer älter wird. Gab es im Jahre 1995 bereits 12,6 Millionen Menschen über 65 Jahre, so waren es in 2003 bereits 14,6 Millionen. Und darf man den statistischen Erhebungen Glauben schenken, so werden es nach mittelmäßig konservativen Berechnungen im Jahre 2020 ganze 18,3 Millionen sein, im Jahre 2050 gar 22 Millionen. Das führt natürlich – legt man die Berechnungsgrundlage einer Verdoppelung der Demenzen alle 5,1 Lebensjahre an – zu einer erschreckend hohen Zahl von Demenzkranken. Von 1995 mit etwa 860 000 dementen Menschen über den heutigen Stand von etwa 1 Million auf 1,5 Millionen im Jahre 2020 und ganze 2,5 Millionen im Jahre 2050.

Schätzungen gehen davon aus, dass im Jahr 2050 bereits 2,5 Millionen Menschen an einer Demenzerkrankung leiden werden!

Demenzkranke in Deutschland – früher, heute, morgen

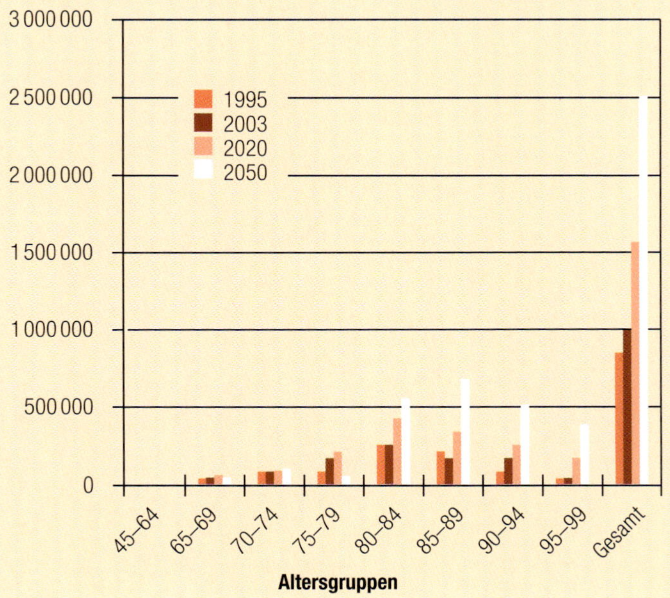

Warum die Pflege Demenzkranker zum Problem wird

Auch wenn sich die Prognosen nicht zu hundert Prozent erfüllen und etwas günstiger ausfallen (die Realität könnte jedoch auch noch schlimmer ausfallen), wenn vielleicht auch die angesprochene Verdoppelung der Rate nicht ganz stimmen sollte: Der Trend ist eindeutig - und erschreckend. Bereits heute sind etwa 300 000 der knapp 700 000 Heimplätze in Deutschland mit Demenzkranken belegt. Das sind heute ca. 30 Prozent der Demenzpatienten. Die übrigen 70 Prozent werden zumindest einen gewissen Zeitraum lang privat betreut.

Was aber soll werden, wenn wir in Deutschland 2,5 Millionen Demenzkranke haben? Die Basis derer, die sie betreuen - also der Kinder oder anderer naher Angehöriger, wird bei der jetzigen Bevölkerungsentwicklung immer schmaler. Und diese Angehörigen müssen schließlich auch noch ganz »nebenbei« das Bruttosozialprodukt stemmen. Ob sie dann auch noch die Zeit finden, ihre demenzkranken Väter, Mütter, Onkel oder Tanten zu pflegen? Wohl kaum.

Ziel muss es deshalb sein, nach Möglichkeit effektivere Behandlungsmethoden gegen die Demenz zu ersinnen und vor allem in der Prävention tätig zu werden.

Wie Sie selbst einer Demenzerkrankung vorbeugen können, erfahren Sie im Kapitel »Es muss nicht so weit kommen« ab Seite 140.

Angst schürt Vorurteile

Wer einmal den Gesprächen von Jugendlichen lauscht, wird nicht selten den Satz hören: »Nicht mal das kriegst du auf die Reihe? Bist wohl'n Alzi, wie?«

In diesem Alter dürfte die Angst vor einer Demenz wie der Alzheimerschen Erkrankung (im Zitat »Alzi«) wohl eher eine untergeordnete Rolle spielen. Doch was ist, wenn der Chef einer Firma feststellt, dass der Angestellte Müller im Alter von 55 Jahren ab

Ab Seite 75 können Sie erfahren, wann man von »normaler« Vergesslichkeit spricht und ab wann man sich ernsthaft Gedanken machen und sicherheitshalber einen Arzt konsultieren sollte.

und zu mal etwas vergisst? Das geht eigentlich jedem so, doch bei der Altersgruppe wird mancher sicher schneller hellhörig: Hat er vielleicht Alzheimer? Sollte ich ihn vielleicht lieber entlassen, bevor er »echten Schaden« anrichtet..?
Und selbst wenn man sich überlegen muss, ob der Betreffende möglicherweise tatsächlich an einer Demenz leidet, so ist das noch lange kein Todesurteil. Je nach Form der Demenz lässt sich nämlich einiges oder sogar sehr viel tun, um das Schlimmste zu verhindern.

Stationen auf dem Weg ins Nichts: Ein Fallbeispiel

Marianne K. (54) war Chefin vom Dienst bei einer Zeitschrift. Das bedeutete, dass sie tagtäglich darauf achten musste, dass die Grafiker rechtzeitig mit dem Layout fertig wurden und ob die Redakteure die Texte fertig bekamen. Kein einfacher Job. Ständig erhielt sie Anfragen aus der Chefredaktion nach dem aktuellen Stand der Dinge. Und den Grafikern und Redakteuren musste sie oft genug auf die Füße treten, damit diese ihre Arbeit in einem angemessenen Zeitrahmen erledigten.
Irgendwann bemerkte sie, dass sie – die ja gerade auf Pünktlichkeit achten musste – manche Aufgaben vergaß. Bis dato hatte sie aber noch nie irgenwelche Termine vergessen! Schließlich führte sie ja peinlich genau eine Aufgabenliste. Doch genau da hakte es: Marianne K. hatte zwar die meisten Aufgaben eingetragen, aber eben nicht alle. Und obendrein dachte sie manchmal einfach nicht daran, überhaupt in die Liste zu schauen. Das brachte ihr einen Rüffel des Chefredakteurs ein. Halb so schlimm, schwor sie sich, in Zukunft würde es besser werden, würde sie zu ihrer alten Fassung zurückfinden. Doch das war leider nur ein frommer Wunsch...

Auch zu Hause traten schon bald die ersten Probleme auf. Ihr Mann, ein viel beschäftigter Professor im medizinischen Bereich, hatte Marianne K. bereits mehrfach gebeten, sich um die gemeinsame Steuererklärung zu kümmern - diese Aufgabe hatte sie viele Jahre immer pünktlich und zuverlässig erledigt. Doch selbst das schien sie immer wieder zu vergessen. Für eine viel beschäftigte Frau war das alles in allem aber immer noch eine lässliche Verfehlung.

Eines Morgens, ihr Mann hatte erst später eine Vorlesung, tauchte Marianne K. gegen 11:00 Uhr völlig aufgelöst in der gemeinsamen Wohnung auf. Weinend erklärte sie ihrem Mann: »Ich bin eine Stunde herumgefahren, habe aber den Verlag nicht gefunden!«

Unser Fallbeispiel zeigt, dass eine Demenz wirklich jeden treffen kann – und das nicht erst in einem fortgeschrittenen Alter!

Erste Untersuchung und erschütternde Diagnose

Selbstverständlich tröstete ihr Mann sie: »Das ist doch nicht so schlimm. Das kann jedem mal passieren.« Doch er ahnte - oder wusste - bereits, dass mehr dahinter steckte und vereinbarte bereits drei Tage nach diesem Zwischenfall einen Termin mit einem Psychiater.

Dieser führte verschiedene Tests mit Marianne K. durch, unter anderem auch den so genannten Mini-Mental-Status-Test (siehe Seite 161). Das Testergebnis war alles andere als beruhigend: Marianne K. litt offensichtlich unter Gedächtnisstörungen, deren Ursache jedoch erst noch genauer abgeklärt werden musste.

Die Chefin vom Dienst musste weitere diverse Untersuchungen über sich ergehen lassen, neben anderen eine gründliche Internistische Untersuchung mit Bestimmung des Blutbildes, eine Computertomographie und ein Elektroenzephalogramm (EEG). Schließlich stand die Diagnose des Arztes fest: Marianne K. hatte Alzheimer. Ihren Beruf musste sie aufgeben. Ihr Mann ließ sich bis auf weiteres freistellen - er wollte sich ganz um seine Frau kümmern.

Es gibt bewährte Testverfahren, mit deren Hilfe der Arzt erste Anzeichen einer Demenz einordnen kann. Schwierig gestaltet sich oft die Abgrenzung der einzelnen Demenzformen (siehe hierzu auch Seite 18ff.).

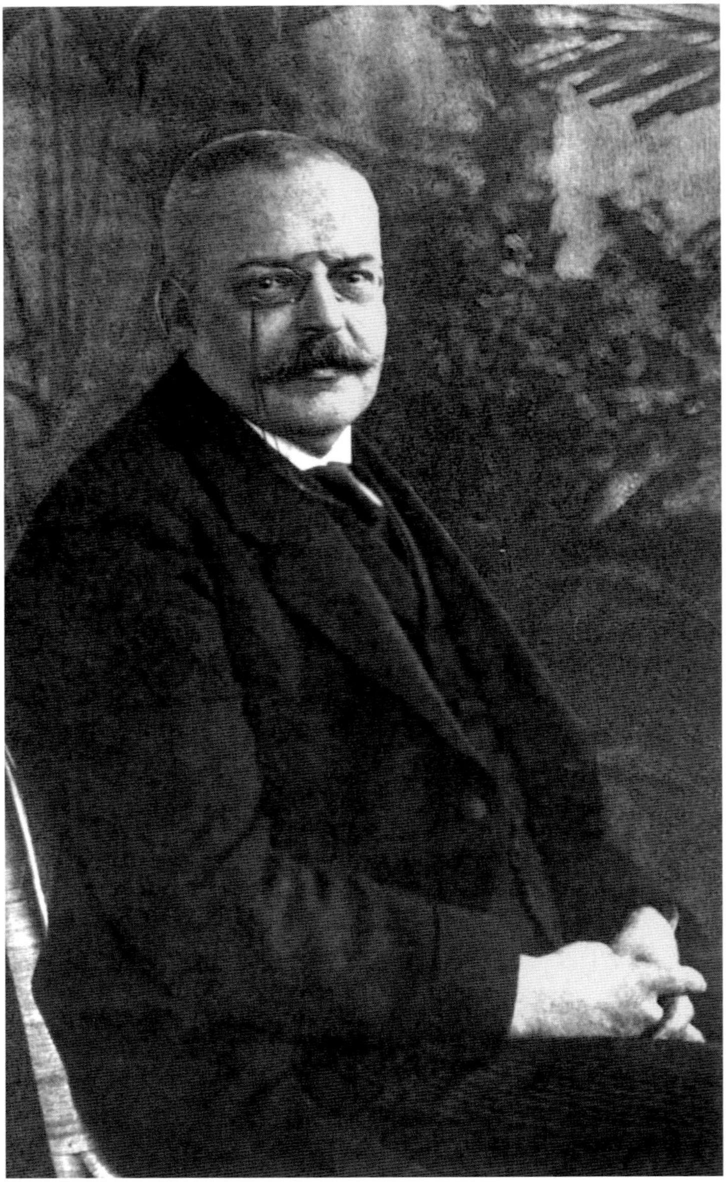

Der bayerische Neurologe Alois Alzheimer (1864–1915) hat diese besondere Form der Demenz im Jahr 1906 als erster beschrieben.

Wörter verlieren ihre Bedeutung

Die Krankheit schritt – trotz Medikamenten – sehr schnell voran, was durchaus nicht immer der Fall ist. Marianne K., die sonst stets sehr wortgewandt gewesen war, verlor ihre Ausdrucksmöglichkeiten. Statt »Meer« sagte sie »großes blaues Wasser«, ein Messer wurde zum »Schneideding«. Zwei Jahre nur, und die ehemalige Chefin vom Dienst wusste nicht mehr, wozu sie eine Bürste gebrauchen oder was sie mit der Kaffeemaschine anfangen sollte. Nur wenig später war sie dann auch nicht mehr in der Lage, allein auf die Toilette zu gehen.

Ihr Mann war schließlich überfordert. Neben seinem Beruf – er konnte sich schließlich nicht endlos freistellen lassen – war es ihm unmöglich, seine Frau rund um die Uhr zu betreuen. Auch die Hilfe, die er privat angestellt hatte, sah sich irgendwann außerstande, seine Frau angemessen zu betreuen. Mit dem Verlust ihrer praktischen Fähigkeiten umzugehen, war dabei nicht das Schlimmste. Besonders belastend war es, wenn Marianne K. tagelang stumm vor sich hinstarrte oder plötzlich in unmotivierte Weinkrämpfe ausbrach. Ihm blieb schließlich keine andere Wahl: Professor Markus K. musste für seine Frau einen Platz in einem Pflegeheim besorgen. Fünf Jahre nach dem Ausbruch der Krankheit starb Marianne K. an einer Lungenentzündung.

Die völlige Persönlichkeitsveränderung des Kranken mitzuerleben ist für die Angehörigen am schlimmsten und macht die Betreuung zu Hause auf Dauer beinahe unmöglich.

Nur selten beginnt Alzheimer in jungen Jahren

Dies ist ein Beispiel für eine in relativ jungen Jahren einsetzende Demenz vom Alzheimer Typ, man spricht von Morbus Alzheimer mit frühem Beginn. Als erster hat der bayrische Neurologe Alois Alzheimer diese Erkrankung beschrieben (siehe hierzu auch Seite 20). Bei seinem ersten Krankheitsfall handelte es sich ebenfalls um eine Frau, die letztlich mit 56 Jahren verstarb.

Wesentlich häufiger sind dementielle Erkrankungen jedoch im höheren Lebensalter zu finden (siehe Seite 9).

Nicht nur der Kranke selbst leidet

In 70 Prozent der Fälle liegt die ganze Last der häuslichen Betreuung eines an Demenz erkrankten Angehörigen auf einer einzigen Person, und diese ist meist bereits selbst über 50 Jahre alt.

Etwa 70 Prozent der Demenzkranken werden von ihren Angehörigen zu Hause gepflegt. In sieben von zehn Fällen liegt dabei die ganze Last der Betreuung auf einer einzigen Person, und meist sind die pflegenden Personen bereits selbst über 50 Jahre alt. Dabei zeigt sich, dass die Belastung bei der Pflege eines Demenzkranken offenbar weitaus größer ist als bei der Pflege eines an einer anderen chronischen Erkrankung Leidenden: 75 Prozent fühlen sich bei dieser Aufgabe mittel- bis hochgradig belastet. Kein Wunder, denn durch das Fortschreiten der Behinderung müssen die Pflegenden ihre eigenen Belange zunehmend hintenanstellen; schließlich sind sie rund um die Uhr nur noch für die Pflege da.

Die Krankheit belastet alle

Das Schwierigste für pflegende Angehörge sind dabei nicht jene Aspekte, die den betreuenden Arzt vornehmlich interessieren. Der Arzt nämlich betrachtet vor allem die kognitiven Aspekte der Erkrankung, also alle Anzeichen, die mit der Abnahme der geistigen Leistungsfähigkeit zusammenhängen. Der Mediziner muss schließlich überprüfen, ob und inwieweit seine Behandlung in Form von Medikamentengaben anschlägt. Darüber hinaus muss sich der Arzt natürlich um die bei alten und dementen Menschen häufig hinzukommenden körperlichen Beschwerden und Erkrankungen kümmern. Für die Angehörigen stehen hingegen meist die emotionalen Aspekte der Krankheit im Vordergrund: Ist der Kranke depressiv oder aggressiv, beschuldigt er die Pflegenden, Gegenstände verlegt oder gestohlen zu haben, macht er ihnen sonstige Vorwürfe? Ein solches Verhalten des Kranken erzeugt nahezu automatisch Aggressionen beim Pflegenden, die sich nicht selten in Gewalt gegen den Kranken Luft machen – verschiedene Studien sprechen von etwa sieben bis zehn Prozent der über 60-Jährigen, die von häuslicher Gewalt betroffen sind.

Die emotionale Seite der Krankheit

Um dies zu verhindern und den Pflegenden in die Lage zu versetzen, sowohl eine optimale Betreuung zu gewährleisten als bei aller Belastung auch die eigene Psyche zu schonen, sind drei Strategien nötig.

Zum einen muss der Pflegende ganz genau über das Krankheitsbild Bescheid wissen, muss das Schwinden von Fähigkeiten erkennen und in ihrer Bedeutung erfassen. Nur so kann er den Kranken gezielt fördern ohne ihn dabei zu über- oder unterfordern. Dies ist deshalb von besonderer Bedeutung, weil sich bei Über- oder Unterforderung fast zwangsläufig emotionale Probleme ergeben und/oder die Krankheit schneller voranschreitet.

Zum anderen benötigt der Angehörige den stetigen Austausch mit einem erfahrenen Arzt, der seine Nöte erkennt, ihm Hilfen an die Hand gibt und ihn fachlich wie emotional untersützt.

Drittens muss der Angehörige genau über die zwischenmenschlichen Fallstricke Bescheid wissen und über geeignete Maßnahmen zur Bewältigung solcher Probleme aufgeklärt werden. Auch dies kann im Einzelfall nur der im Umgang mit Demenzen erfahrene Mediziner leisten.

Eine gute Hilfe kann den pflegenden Angehörigen auch eine spezielle Selbsthilfegruppe (siehe im Anhang auf Seite 167 ff.) sein. Durch den Austausch mit anderen, die bereits Ähnliches durchgemacht haben, lassen sich viele Probleme vermeiden – oder zumindest leichter ertragen.

In den folgenden Kapiteln wollen wir zunächst auf die Strategie Nummer eins eingehen: genaues Wissen über die verschiedenen Demenzformen. Wir werden dann die medikamentösen und nichtmedikamentösen Therapiemöglichkeiten besprechen, Tipps zur Vorbeugung geben und uns schließlich – so gut es in einem Buch eben geht – der emotionalen Seite der Pflege und den Hilfen zur Beseitigung von Problemen widmen.

Immer noch ein Tabuthema: häusliche Gewalt gegen Pflegebedürftige. Wie Sie selbst als pflegender Angehöriger mit der enormen Belastung umgehen, lesen Sie ab Seite 124.

In zahlreichen bundesweit agierenden Selbsthilfegruppen können sich Angehörige Demenzkranker mit anderen Pflegenden austauschen; hier finden sie Rat und qualifizierte Unterstützung. Nutzen Sie diese Möglichkeit auch für sich – Adressen finden Sie auf Seite 171.

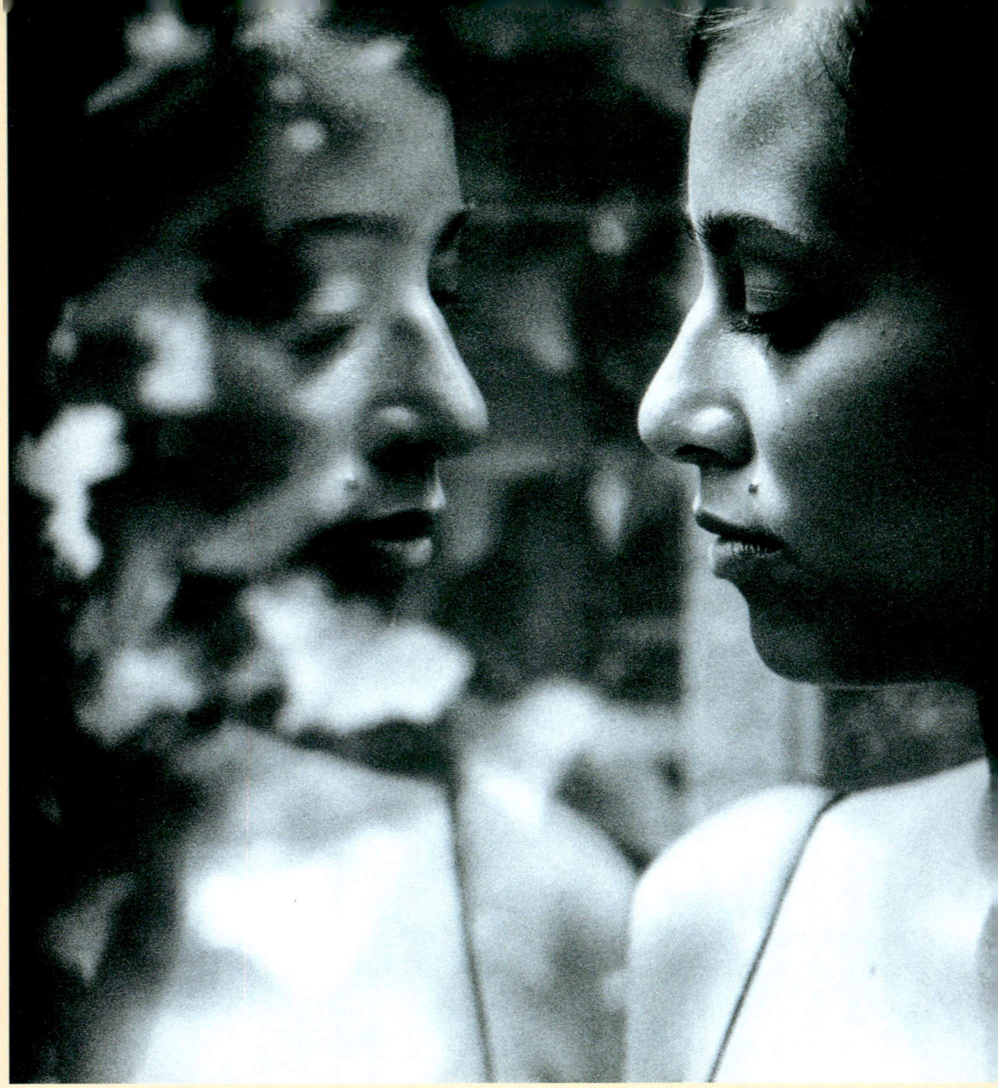

Demenz – eine Krankheit mit vielen Gesichtern

Wir zeigen Ihnen die Einteilungen der dementiellen Erkrankungsformen auf und erläutern Unterschiede. Neben den Veränderungen, die im Kranken vor sich gehen – für andere sichtbare, aber auch verborgene –, wollen wir in diesem Kapitel auch auf die typischen Risikofaktoren für eine Demenz eingehen.

Demenz ist nicht gleich Demenz

Nach heutigem Wissensstand sind etwa 10 Prozent der Demenzen auf behandelbare Ursachen zurückzuführen. Dazu gehören neben vielen anderen eine Fehlfunktion der Schilddrüse, Nebenwirkungen bestimmter Medikamente (z.B. Psychopharmaka oder Blutdrucksenker) sowie der so genannte Normaldruck-Hydrozephalus (Wasserkopf durch eine Abflussstörung des Gehirnwassers). Diesen Formen von Gedächtnisstörungen, man spricht auch von »sekundären Demenzen«, kommt in der Diagnostik natürlich eine ganz besondere Rolle zu, da sie – rechtzeitig erkannt – geheilt oder zumindest deutlich gebessert werden können! Ab Seite 53 werden wir Ihnen diese Formen noch näher erläutern.

Wussten Sie, dass viele Demenzformen heilbar sind? Daher ist es wichtig, bei den ersten Anzeichen keine Zeit zu verlieren und einen Arzt aufzusuchen.

Die Häufigkeit bestimmter Demenzformen ist noch unklar

Problematisch aber gestaltet sich für die Mediziner die Diagnose und Aufteilung der degenerativen Alzheimer Demenz und der vaskulären, das bedeutet gefäßbedingten, Demenzen, die zusammengenommen etwa 90 Prozent aller Fälle von Demenzerkrankungen darstellen.

In den offiziellen Leitlinien heißt es, dass 50 bis 60 Prozent aller Demenzen solche vom Alzheimer-Typ sind, und nur 20 bis 35 Prozent dem vaskulären Typ anzurechnen sind. Hingewiesen wird jedoch darauf, dass es häufig Mischformen der beiden Typen gibt. Ob dieses Verhältnis – also doppelt so viele Alzheimer Demenzen wie vaskuläre – jedoch tatsächlich stimmt, ist noch fraglich. Denn zwei deutsche Untersuchungen an einer geriatrischen Klinik bzw. im häuslichen Bereich sowie eine schwedische Studie legen nahe, dass der Anteil vaskulärer Demenzen deutlich höher sein könnte und das Verhältnis möglicherweise sogar genau umgekehrt. Dies ist insofern von Bedeutung, als es für die

3 auf einen Streich – wer Herzinfarkt und Schlaganfall vorbeugt, betreibt auch Prävention gegen die vaskulären Demenzformen!

Alzheimer Demenz nur wenige bekannte Risikofaktoren und damit auch nur wenige Ansätze zur Vorbeugung gibt.
Zur Prävention vaskulärer Demenzen hingegen stehen den Betroffenen zahlreiche Möglichkeiten, ihren Lebensstil zu ändern, sowie sehr erfolgreiche und wirksame Medikamente zur Verfügung. Dies liegt daran, dass die Risikofaktoren für vaskuläre Demenzen eins zu eins denen für Herzinfarkt und Schlaganfall entsprechen.

... Alzheimer! Immer eine Schockdiagnose

Wer als Betroffener mit der Diagnose »Alzheimer« konfrontiert wird, hat bereits eine Vielzahl von Tests und Untersuchungen hinter sich – zumeist beim Hausarzt, beim Neurologen und in der Klinik. Zumindest sollte die Diagnose so »wasserdicht« wie möglich sein, da sie den Patienten und seine Angehörigen zuerst oft so stark schockiert, dass sie dieses Urteil anfangs überhaupt nicht wahrhaben wollen.
Doch wie bereits erwähnt, ist es von entscheidender Bedeutung, dass sich Patient und Angehörige der Wahrheit stellen und so viel wie möglich über die Erkrankung und ihren Verlauf in Erfahrung bringen. Lassen Sie uns deshalb gemeinsam so objektiv wie möglich betrachten, was man unter »Morbus Alzheimer«, wie der Mediziner diese Krankheit nennt, überhaupt versteht.

Geschichts-Exkurs: Der Psychiater und sein Mikroskop

Alois (eigentlich Aloysius) Alzheimer (siehe auch Seite 14) wurde im Jahre 1864 im bayrischen Marktbreit unweit von Würzburg geboren. Von 1888 bis 1903 arbeitete er als Psychiater in der »Anstalt für Irre und Epileptische« in Frankfurt/Main – im damals so genannten »Irrenschloss«.

Alzheimer war mehr als ein gewöhnlicher Psychiater seiner Zeit. Das Gros seiner Kollegen versuchte damals, die Patienten mit Dauerbaden und Arbeitstherapie - in anderen Anstalten auch mit erheblich drakonischeren Methoden - wieder zu geistiger Gesundheit zu führen. Der korpulente Bayer aber wollte den Nerven- und Geisteserkrankungen vielmehr dadurch auf die Spur kommen, dass er nach dem Tode der Patienten deren Gehirne in feinen Gewebsschnitten unter dem Mikroskop analysierte.
Im November 1901 wurde Auguste Deter, eine 51-jährige Frau, im Irrenschloss eingeliefert, die ganz offenbar geistig schwer verwirrt war.

Eine neuartige Entdeckung erregt die Gemüter

Helfen konnten der Patientin weder Alzheimer noch seine Kollegen. Sie starb nach damaliger Bezeichnung »allgemein verblödet« im Jahre 1906. Zu der Zeit war Alzheimer bereits in München als Privatdozent tätig. Doch seine Frankfurter Kollegen schickten ihm das Gehirn der Verstorben zur näheren Untersuchung nach München. Was er entdeckte, hatte noch niemand zuvor gesehen bzw. beschrieben: Die oberen Schichten der Hirnrinde waren »... zu etwa einem Viertel bis einem Drittel ganz verschwunden«, zwischen den Nervenzellen machte Alzheimer »...ein noch nicht näher erforschtes Stoffwechselprodukt« aus und fand ungewöhnlich aussehende Nervenenden, die sich zu Bündeln verdreht hatten.
Noch im selben Jahr stellte der Psychiater in Tübingen 88 Fachkollegen seine Entdeckung einer neuen »eigenartigen Erkrankung der Hirnrinde« vor. Doch niemand interessierte sich für seine Ausführungen. Immerhin gab Alzheimers Mentor, der Psychiater Emil Kraepelin, der von Alzheimer beschriebenen neuen Erkrankung den Namen »Morbus Alzheimer« bzw. »Alzheimersche Erkrankung«.

Alzheimers Mentor, der Psychiater Emil Kraepelin, gab der von Alzheimer beschriebenen neuen Erkrankung den Namen »Morbus Alzheimer« bzw. »Alzheimersche Erkrankung«.

Im Jahre 1915 starb Alois Alzheimer 52-jährig. Dass der »Irrenarzt mit dem Mikroskop«, wie ihn seine Zeitgenossen liebevoll nannten, eine der großen Geißeln des ausgehenden 20. und beginnenden 21. Jahrhunderts entdeckt hatte, wurde erst Mitte der Sechzigerjahre des vergangenen Jahrhunderts ansatzweise deutlich.

Der Krankheitsverlauf bei Alzheimer

Typisch für die Alzheimer Krankheit ist ein schleichender Verlauf, der in der Frühphase mit unspezifischen Symptomen wie Kopfschmerzen, Müdigkeit, Konzentrationsmängeln und Schwindel – manchmal sogar über Jahre hinweg – beginnen kann. Die ersten erkennbaren Anzeichen einer Demenz können sehr unterschiedlich ausfallen. Bei knapp der Hälfte aller Patienten treten zuerst leichte Gedächtnisstörungen auf, die sich zum Beispiel darin äußern können, dass der Betreffende häufig vergisst, wo er Alltagsgegenstände wie sein Handy, die Fernbedienung oder Bekleidungsstücke abgelegt hat. Ein weiteres Anzeichen kann vorliegen, wenn er sich nicht mehr an eigentlich gut bekannte Personennamen erinnert. In diesem Stadium ist es oft der Betreffende selbst, dem die Defizite zuerst auffallen. Für Beobachter, selbst nahe Angehörige, sind diese kognitiven Einbußen meist noch nicht erkennbar.

Erste Symptome können jedoch auch Wortfindungs- und andere Sprachstörungen sein. Ist dies der Fall, so werden unter Umständen bereits auch Außenstehende – wie Angehörige, Freunde oder Arbeitskollegen – auf das Problem aufmerksam.

Im weiteren Verlauf der Erkrankung nehmen die Einbußen immer deutlicher zu:

- Der Patient meidet fremde Umgebungen, da er sich in ihnen nicht mehr so gut zurechtfindet wie früher.
- Immer häufiger fallen ihm Namen von Bekannten nicht mehr ein.

Meist bemerkt der Erkrankte zuerst, dass etwas »nicht stimmt« und er beispielsweise vergesslich wird. Nehmen Sie solche Symptome an sich selbst ernst!

- Liest der Patient einen Text, so kann er sich nicht mehr an den kompletten Inhalt erinnern.
- Werden ihm Personen vorgestellt, so kann er sich deren Namen nicht mehr so gut merken wie früher.
- Der Patient verlegt oder verliert Wertgegenstände.
- Ist er berufstätig, so fällt seine geringere Arbeitsleistung auf.
- In speziellen psychologischen Tests ist ein Konzentrationsmangel nicht mehr zu übersehen.

Abwehrverhalten als Ausdruck der eigenen Hilflosigkeit

Die Symptome machen dem Betroffenen verständlicherweise Angst, so dass er die Anzeichen zunehmend leugnet und für ihn schwierige Situationen zu vermeiden sucht. Dieses Verhalten nimmt zu, je weniger er sich an aktuelle oder kurz zurückliegen-

Eine Demenzerkrankung macht hilflos – sowohl Betroffene als auch Angehörige.

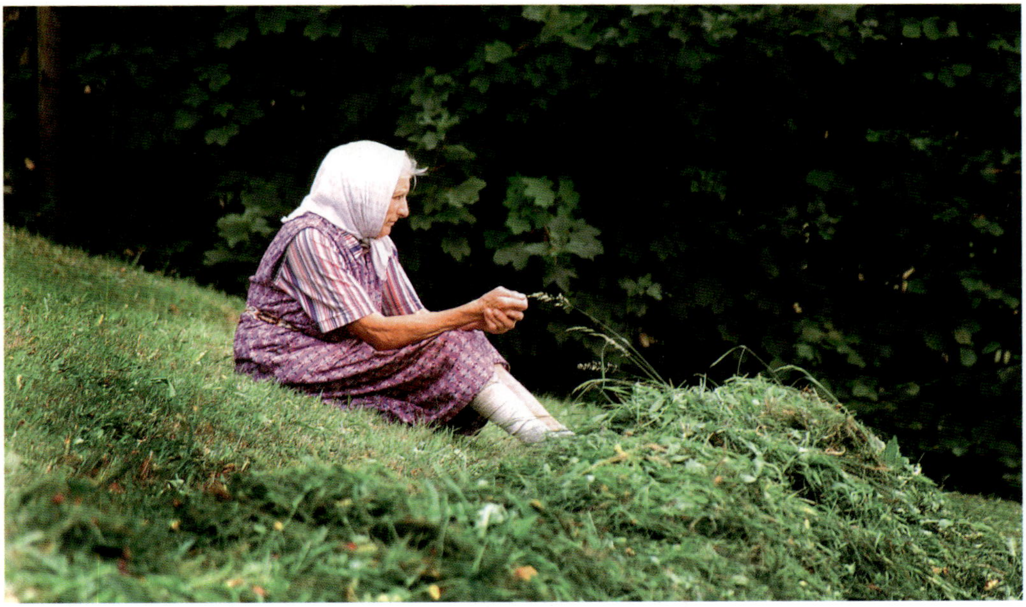

de Ereignisse erinnert, Teile seines eigenen Lebenslaufs vergisst und sich beim Bezahlen häufig verrechnet.

Mit weiterem Forschreiten des geistigen Abbaus kann der Betroffene schließlich selbst in vertrauter Umgebung nicht mehr alleine zurechtkommen. Viele wichtige Aspekte seines Lebens fallen ihm nicht mehr ein – wie zum Beispiel die Adresse, Telefonnummern oder auch die Namen naher Angehöriger. Ein an Alzheimer erkrankter Mensch weiß auch oft nicht mehr, welchen Wochentag, welchen Monat und welches Jahr wir schreiben oder wo er sich gerade befindet. Das Rückwärtszählen von 40 in Viererschritten oder von 20 in Zweierschritten können selbst gebildete Personen oft nicht mehr fehlerfrei durchführen. Alltägliche Verrichtungen wie der Gang zur Toilette oder das Essen und Anziehen funktionieren hingegen oft noch. Die Wahl der Kleidung kann dabei aber völlig unpassend sein: Ein Bademantel für den Gang zum Supermarkt oder Hausschuhe für den Spaziergang im Wald.

Die Persönlichkeit verändert sich

Alzheimerpatienten im vorletzten Stadium haben Probleme, von 10 rückwärts zu zählen; manche können selbst das Zählen vorwärts von 1 bis 10 nicht mehr korrekt bewältigen.

Im vorletzten Stadium vergisst der Alzheimerkranke oft sogar den Namen des Ehepartners, ohne dessen Hilfe er jetzt überhaupt nicht mehr alleine zurechtkäme. An die eigene Vergangenheit erinnert er sich nur noch lückenhaft, er weiß auch nicht mehr, in welcher Jahreszeit wir uns gerade befinden. Er kann Schwierigkeiten haben, von 10 rückwärts zu zählen, manche Patienten können selbst das Zählen vorwärts von 1 bis 10 nicht mehr korrekt bewältigen.

In dieser Phase treten meist auch deutliche Persönlichkeitsänderungen und Gefühlsstörungen zutage. Die Betreuer haben es jetzt oft nicht leicht, denn der Demenzkranke unterstellt ihnen beispielsweise, für das Verschwinden von Gegenständen verantwortlich zu sein. Auch haben viele Patienten das Gefühl, die betreuenden Personen wollten sie betrügen. Situationen, in denen sich der

Alzheimerpatient mit imaginären Personen oder dem eigenen Spiegelbild unterhält, sind für Außenstehende nur schwer zu ertragen. Der Kranke kann in diesem Stadium in völlige Lethargie verfallen, da er die zu einer Handlung nötigen Gedanken nicht mehr bis zum Ende verfolgen kann. Er kann aber auch plötzlich in schwere Angstzustände verfallen, unruhig oder aggressiv werden.

Am Ende steht der totale Kontrollverlust

Im Endstadium kann der Alzheimerkranke häufig weder reden noch verstehen. Die Sprache, das wesentliche Mittel zwischenmenschlicher Kommunikation sowie des Denkens, existiert für ihn nicht mehr. Der Gang zur Toilette, eigenständiges Essen, selbst das Gehen, funktionieren nicht mehr - das Gehirn ist nicht mehr in der Lage, dem Körper die nötigen Steuerbefehle zu übermiteln. Es ist nur noch eine Frage der Zeit, bis der mangelhafte Schluckreflex eine Lungenentzündung hervorruft, die in häufigen Fällen schließlich zum Tod der Erkrankten führt.

Die 3 Phasen der Erkrankung

Der geschilderte Abbau der Fähigkeiten scheint Studien zufolge meist in drei Phasen abzulaufen. Dabei ist der Beginn von einem sehr langsamen Verlauf gekennzeichnet, der oftmals nicht wahrgenommen wird - weder von nahe stehenden Personen noch von den behandelnden Ärzten.

In der zweiten, mittleren Phase hingegen nimmt der Verlust der Fähigkeiten meist so rapide zu, dass er schließlich auch für Außenstehende nicht mehr übersehbar ist.

Danach geht der Abbau wieder langsamer voran, bis es schließlich zum Tod des Erkrankten in Folge sekundärer Krankheitsprozesse kommt, die durch die Bettlägerigkeit und die allgemeine Schwächung des Gesamtorganismus ausgelöst werden.

Was man über die Erkrankungsdauer weiß

Vom Auftreten der ersten erkennbaren Symptome bis zum Tod dauert die Alzheimersche Erkrankung im Durchschnitt knapp 7 Jahre: Große Studien, die sich mit dieser Thematik beschäftigen, beziffern das mittlere Überleben auf 5 bis 9,3 Jahre. Eine Gruppe kanadischer Wissenschaftler vermutet jedoch, dass in diesen Studien die Überlebenszeit nach Diagnosestellung eher überschätzt wird, da besonders rasch verlaufende Krankheitsfälle keinen Eingang in diese Arbeiten finden. Durch die heutigen therapeutischen und pflegerischen Möglichkeiten ist andererseits aber auch ein zunehmend längeres Überleben möglich.

Der Blick ins Detail – biochemische Prozesse bei Alzheimer

Die Veränderungen im Gehirn von Alzheimerkranken beginnen vermutlich bereits 15 bis 30 Jahre, bevor sich die ersten Symptome zeigen. Als Auslöser gelten dabei nach gängiger Lehrmeinung zum einen Eiweißablagerungen zwischen den Nervenzellen, so genannte amyloide Plaques, zum anderen verdrehte Knäuel eines anderen Eiweißstoffes (Tau-Protein) innerhalb der Nervenfasern selbst. Beide Ablagerungen - Amyloide sowie Tau - finden sich auch in den Gehirnen gesunder alter Menschen. Als typische Alzheimerzeichen gelten sie jedoch, wenn sie in besonders großer Anzahl und vor allem in bestimmten Gehirnregionen auftauchen, wie dem so genannten Hippokampus, der Bereich des menschlichen Gehirns, der für das Lernen und Erinnern zuständig ist sowie in Teilen der Großhirnrinde, in denen bewusste Handlungen koordiniert werden. Sobald in diesen Hirnarealen aufgrund der Ablagerungen Nervenzellen zugrunde gehen, führt dies zwangsläufig über kurz oder lang zu erheblichen Ausfällen.

Nichts Genaues weiß man nicht

Von dem, was Sie in den folgenden Abschnitten dieses Kapitels lesen werden, wurde vieles über lange Jahre für die absolute Wahrheit gehalten und hat deshalb Einzug in Lehrbücher und erst recht natürlich in populärwissenschaftliche Bücher, ähnlich dem Ihnen vorliegenden gehalten. Wir wollen Ihnen aber nichts vormachen: Die Forschung in Sachen Alzheimer schreitet voran, stellt Fragen, liefert teils unvollständige Antworten und ist in einer ständigen Weiterentwicklung begriffen. Vielleicht erinnern Sie sich noch, dass vor einigen Jahren die Aluminum-Hypothese hoch im Kurs stand. »Aluminium löst Alzheimer aus« – so oder so ähnlich konnte man damals die Schlagzeilen in den Zeitschriften lesen. Kein Mensch würde diese Behauptung heute ernsthaft noch so formulieren. Dennoch werden Sie im Folgenden sehen, dass die Metall-Hypothese als Auslöser der Erkrankung noch längst nicht vom Tisch ist, wenn auch nicht in Bezug auf Aluminium, sondern auf Eisen und Kupfer.

Die Metall-Hypothese als Auslöser der Alzheimer Krankheit ist noch längst nicht vom Tisch, wenn auch nicht in Bezug auf Aluminium, sondern auf Eisen und Kupfer.

Warum wir Ihnen das alles erzählen? Weil wir Ihnen hier nicht nur das Altbekannte vorstellen wollen (was Sie ohnehin überall nachlesen können), sondern Ihnen den aktuellen Stand der Forschung wiedergeben wollen. Mag er in Teilen auch unvollständig sein, so werden Sie doch erkennen, dass es große Fortschritte zu vermelden gibt und dass die Wissenschaftler unermüdlich weiter daran forschen, um eine furchtbare Erkrankung irgendwann schließlich doch noch zu besiegen.

Abeta – ein Eiweiß mit unbekannter Funktion

Lassen Sie uns zunächst einen genaueren Blick auf die amyloiden Plaques werfen, die bereits Alois Alzheimer als typisch für diese nach ihm benannte Krankheit erkannte. Biochemisch betrachtet bestehen diese Plaques aus einem unlöslichen Eiweißstoff namens Amyloid-Beta, kurz Abeta. Dieser kann entstehen, wenn be-

Gut oder böse? Abeta findet sich in großer Zahl nicht nur in den Gehirnen von Alzheimerkranken, sondern in ebenso großen Mengen auch in denen geistig gesunder älterer Menschen.

stimmte Enzyme (Sekretasen) ein größeres Protein (das so genannte APP = Amyloid Precursor Protein, das bedeutet Amyloid-Vorläufer-Eiweiß) aufspalten. Das so entstandene Abeta häuft sich im Laufe vieler Jahre zwischen den Gehirnzellen an und tötet diese ab. Dies ist zumindest die Annahme der Wissenschaftler. Denn ob Abeta das Zellsterben tatsächlich auslöst, ob eventuell nur eine bestimmte Variante von Abeta dafür verantwortlich ist – und wenn ja, welche – oder ob Abeta möglicherweise nur eine Folge, nicht aber Ursache der Erkrankung ist, ist bis heute keineswegs bewiesen.

Besitzen diese Ablagerungen etwa eine Schutzfunktion?

Denkbar wäre nämlich auch, dass die amyloiden Plaques gebildet werden, um das Gehirn zu schützen – in Hautzellen zumindest scheint APP solch eine Schutzfunktion auszuüben (siehe Seite 30). Wäre das aber der Fall, so wären natürlich alle diejenigen Therapien zum Scheitern verurteilt, die das Entfernen dieser Plaques zum Ziel haben (mehr dazu lesen Sie ab Seite 91). Mehr noch – sie könnten echten Schaden anrichten, da sie womöglich das Entstehen allgemein als besonders gefährlich angesehener Abeta-Varianten verhinderten und damit das Entstehen vermeintlich harmloser Abetas förderten, die jedoch möglicherweise – Studien zeigen genau das – weit gefährlicher sind als die angeblich gefährlichen. Das klingt ziemlich verwirrend, oder? Sagen wir so: Es ist (eventuell) wie in einem Krimi. Alle halten den böse dreinblickenden, wortkargen Gärtner für den Mörder. In Wirklichkeit aber war es die bildhübsche und charmante Tochter des Hauses. Dumm nur, wenn dann der Gärtner im Gefängnis landet – die junge Lady kann ungehindert weitermorden.

Doch bislang sind hierzu leider noch keine endgültigen Aussagen zu treffen. Sicher aber ist, dass im Laufe dieser Erkrankung nach und nach immer mehr Hirnzellen absterben und dass dieses Absterben zu den typischen Symptomen der Alzheimer Krankheit führt - weshalb auch immer.

Maus gleich Mensch?

Können Forschungsergebnisse bei der Maus einfach auf den Menschen übertragen werden? Diese Frage müssen sich Wissenschaftler immer wieder stellen. Mark Smith von der Universität in Cleveland gibt uns hierzu ein treffendes Beispiel:
Forscher beschäftigen sich mit der Frage, warum Menschen auf dem Mount Everest so schlecht Luft bekommen.

Die Wissenschaft ist ständig bemüht, neue Gipfel in der Demenzforschung zu erklimmen.

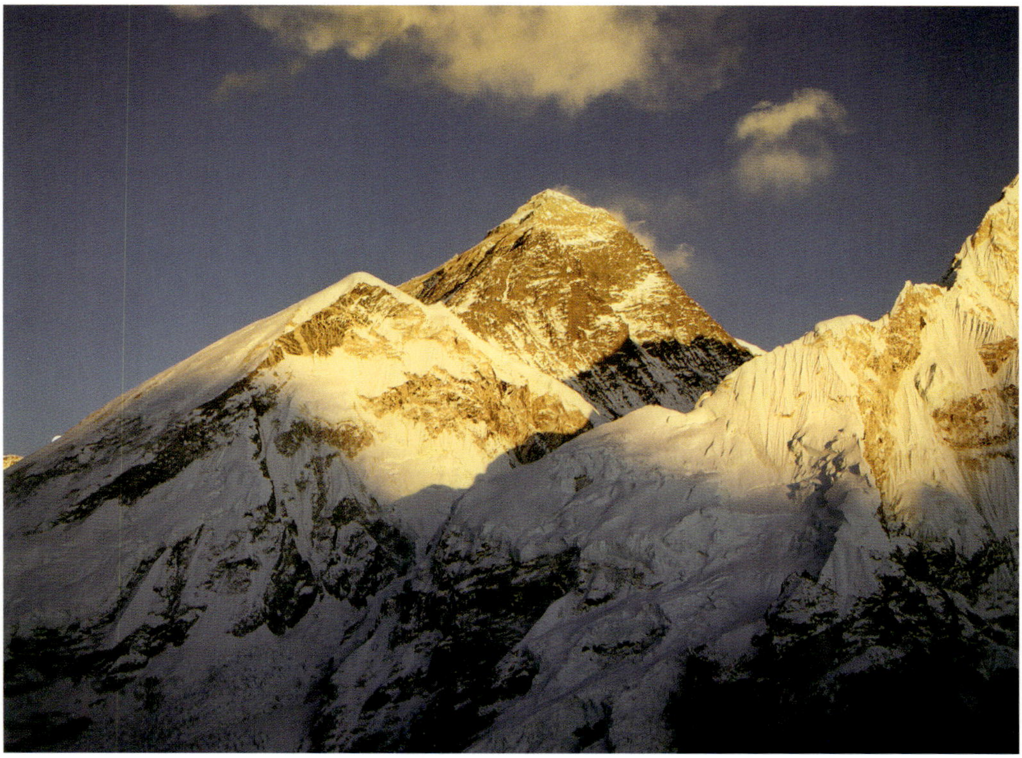

Sie finden heraus, dass alle, die sich auf diesem Berg befinden, viel mehr rote Blutkörperchen produzieren als unter normalen Umständen. Nun veranlassen die Forscher in ihrem Labor Versuchstiere - Mäuse -, auch rote Blutkörperchen (Erythrozyten) im Überfluss zu produzieren - diese Tiere bekommen auch schlechter Luft. Wenn die »überzähligen« Blutkörperchen entfernt werden, geht es den Mäusen wieder besser.
Fatal wäre es jetzt, dieses Forschungsergebnis auf die Bergsteiger zu übertragen: Aufgrund des Sauerstoffmangels in großen Höhen benötigen diese nämlich besonders viele Erythrocyten als Sauerstoffträger im Blut! Eine Entfernung der überzähligen Blutkörperchen würde in diesem Fall Atemnot durch akuten Sauerstoffmangel zur Folge haben!

Proteinablagerungen nicht nur bei Alzheimer

Creutzfeldt-Jacob und Parkinson – auch bei diesen Erkrankungen liegen Proteinablagerungen im Gehirn als Ursache zugrunde.

Die Alzheimer Demenz ist nicht die einzige Gehirnerkrankung, die mit Proteinablagerungen zwischen den Nervenzellen einhergeht. Weitere Beispiele sind die Creutzfeldt-Jakob-Krankheit (bei Rindern BSE genannt) sowie die Parkinsonkrankheit. Dennoch stellt sich die Frage, weshalb der Körper ein Eiweiß herstellt, das in fast allen Körperzellen vorkommt und das offenkundig zum Sterben des Gehirns führen kann. Wie die normale, die gesunde Funktion von APP aussieht, ist bislang weitgehend im Dunkeln.
Zumindest einen Schritt weiter aber sind Wissenschaftler der Universität Bonn gekommen. Sie haben nämlich herausgefunden, dass das Vorläuferprotein APP in der Haut normalerweise in mindestens ein ungefährliches, lösliches Eiweiß gespalten wird - so genanntes sAPP (s steht für »soluble« = löslich) und dass sowohl APP als auch sAPP die Haut vor gefährlicher UV-Strahlung schützen, indem sie die Einlagerung des dunklen Hautpigments Mela-

nin ankurbeln. Welche Funktion APP und seine Spaltprodukte aber im Gehirn haben, ist den Wissenschaftlern weiterhin unbekannt.

Verschüttete Versorgungstunnel senden keine Nachrichten

Und noch ein weiterer Eiweißstoff wird für das Zellsterben im Gehirn verantwortlich gemacht: das so genannte Tau-Protein. In seiner gesunden Form bildet es die Stütze des »Versorgungstunnels« (Mikrotubulus), der die »Sendemasten« (Axone) jeder Nervenzelle umgibt. Axone sind jene Fortsätze, die Impulse der Nervenzelle an andere Nervenzellen oder einen Muskel weiterleiten. Dabei ist die Stützfunktion des Tau-Proteins außerordentlich wichtig, denn in den Versorgungstunneln werden lebenswichtige Substanzen und Botenstoffe vom Zellkörper bis zu den Endpunkten des Axons befördert.
Bei Alzheimerpatienten aber wird das Tau-Protein durch die Abfrage eines falschen Gens chemisch so verändert (phosphoryliert), dass es sich zu Knäueln verwindet, wodurch es seine stützende Funktion verliert – Sie können sich diesen Vorgang vorstellen wie bei den Stahlträgern eines Hochhauses, die sich plötzlich in weichgekochte Spaghetti verwandeln würden. Die logische Folge: Der Versorgungstunnel bricht in sich zusammen und kann den Transport nicht mehr gewährleisten – die Zelle stirbt.

Das Gehirn schrumpft um bis zu 20 Prozent

Beide Mechanismen – Amyloid-Ablagerungen und veränderte Tau-Proteine – werden dafür verantwortlich gemacht, dass die Gehirnmasse durch das Sterben der Hirnzellen um bis zu 20 Prozent schrumpft. Dabei scheint den Tau-Knäueln jedoch eine besondere Bedeutung zuzukommen. Denn Studien zufolge gibt nämlich allein die Menge der Tau-Knäuel – und nicht die Menge

Möglicherweise ist das Entstehen der amyloiden Plaques die Voraussetzung zur Bildung der Tau-Veränderungen, die letztlich zum Tod der Gehirnzellen und den bekannten Alzheimersymptomen führen.

der Amyloid-Ablagerungen – ziemlich zuverlässig Auskunft über den Zustand des Gehirns bei Alzheimer bzw. über den Grad der Beeinträchtigungen.

Alzheimer als Folge von Entzündungsvorgängen im Gehirn?

Neue Forschungen legen außerdem nahe, dass die Alzheimer Krankheit wohl nicht ausschließlich auf die oben beschriebenen Faktoren zurückzuführen ist. Denn bei Alzheimerpatienten tobt im Gehirn offenbar eine chronische Entzündungsreaktion, die ebenfalls für das Zellsterben mitverantwortlich gemacht werden kann. Manche Autoren gehen sogar so weit zu behaupten, dass allein die Entzündung – diese könnte beispielsweise durch die Ablagerungen des Tau-Proteins ausgelöst sein – ausreichen würde, um den Verfall der Hirnzellen zu erklären. Ob dies tatsächlich der Fall ist, müssen weitere Untersuchungen noch klären. Doch so viel steht fest: Die Entzündungsreaktion lässt sich im Gehirn von Alzheimerkranken nachweisen. Und: entzündungshemmende Medikamente – so genannte nichtsteroidale Antiphlogistika wie Diclofenac und Ibuprofen – haben sich in großen epidemiologischen Studien bei langjährigem Gebrauch als schützend vor Alzheimer erwiesen. Die Schlussfolgerung, dass Alzheimer zumindest auch auf entzündliche Prozesse zurückzuführen ist, liegt in diesem Zusammenhang also wirklich nahe.

Sind möglicherweise doch Metalle im Spiel?

Um die verschiedenen Entstehungsansätze der Alzheimer Erkrankung zu verifizieren, sind noch zahlreiche weitere Forschungen nötig.

Forscher der Harvard-Universität in den USA fanden heraus, dass Abeta im Reagenzglas durch Metalle wie Kupfer und Eisen verklumpt und so etwas wie die amyloiden Plaques bildet. Das war natürlich Grund genug für die Wissenschaftler, weiter zu forschen. Und tatsächlich: auch in den Amyloid-Ablagerungen im Gehirn von Alzheimerkranken fanden sie Kupfer, Eisen und Zink in weit höheren Mengen als dies im Gehirn normalerweise der Fall ist. Das könnte bedeuten, vermuten die Forscher, dass Abeta-Moleküle anders funktionieren, wenn sie Metalle aufgenommen haben. Sie könnten dann - so die Hypothese der Wissenschaftler - wie Enzyme reagieren und Sauerstoffradikale bilden, die zum Tod der Nervenzellen führen. Wie auch immer die mögliche Verbindung tatsächlich aussehen mag: Andere Forscher fanden heraus, dass im Blut von Alzheimerpatienten mehr Kupfer vorhanden ist als im Blut von Patienten, die unter einer anderen Demenzform leiden. Noch lassen sich hieraus leider keine weiter reichenden Schlussfolgerungen ziehen. Doch die Erforschung der Alzheimer Krankheit geht weiter und könnte in den nächsten Jahren auch in Sachen Metalle noch Hilfreiches erbringen.

Bis die Reserven verbraucht sind

Was auch immer das Sterben der Hirnzellen letztlich tatsächlich verursacht: Unser Gehirn kann solche Verluste über lange Zeiträume verkraften, da es insgesamt etwa 20 Milliarden (in Zahlen: 20 000 000 000) Gehirnzellen enthält, die über ca. 100 Billionen (in Zahlen: 100 000 000 000 000) Kontaktstellen (Synapsen) vielfach untereinander verknüpft sind. Gehen irgendwo Gehirnzellen zugrunde - pro Tag sterben übrigens auch beim gesunden Menschen 50 000 bis 100 000 von ihnen - so nutzt das Gehirn entweder andere bereits vorhandene Kontakte, indem es gewissermaßen »Umleitungen fährt«, oder bildet sogar neue Verknüpfungen. Fachleute sprechen hierbei von der so genannten »Plastizität des Gehirns«, die beim Gesunden normalerweise bis ins hohe Alter erhalten bleibt.

Pro Tag sterben übrigens auch beim gesunden Menschen 50000 bis 100000 Gehirnzellen ab – ohne weitere Folgen.

Sterben aber immer mehr Zellen ab, so ist natürlich selbst eine solch ungeheure Kapazität irgendwann einmal erschöpft. Je nachdem, wo im Gehirn das Zellsterben besonders stark ist, zeigen sich dann die erwähnten ersten Ausfallerscheinungen.

Eine Sorge Vieler: Ist Alzheimer erblich?

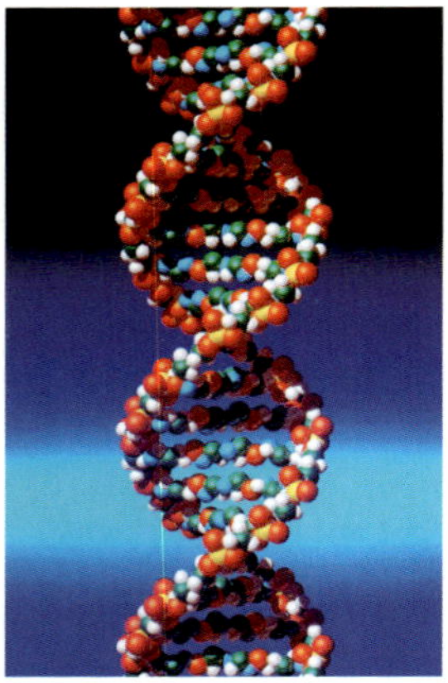

Die Alzheimer-Krankheit wird nicht vererbt, jedoch erhöht sich das Risiko, früher an Alzheimer zu erkranken, wenn in der Familie bereits Fälle aufgetreten sind.

Wer in seiner Familie einen oder sogar mehrere Verwandte mit einer Alzheimererkrankung hat, stellt sich fast zwangsläufig einmal die Frage, ob diese Krankheit erblich ist. Die Antwort ist ein klares Nein! Was allerdings vererbt werden kann, ist ein gewisses Risiko, früher an Alzheimer zu erkranken. Nur 5 bis 10 Prozent der Alzheimerfälle treten familiär gehäuft auf. Die allermeisten, 90 bis 95 Prozent, zeigen keine familiäre Häufung - sie treten »sporadisch« auf, wie es der Mediziner ausdrückt.

Von besonderem Interesse für die Genforscher ist eine kleine Gruppe von Alzheimerpatienten, bei denen die Krankheit nicht nur vor dem 60. Lebensjahr, sondern obendrein in manchen Familien auch noch auffällig oft auftritt. 6 bis 7 Prozent der Fälle von Alzheimer beginnen so früh, und von diesen wiederum sind etwa 7 Prozent familiär gehäuft. Obgleich diese frühe und familiäre Alzheimervariante also außerordentlich selten ist, konnten die Wissenschaftler gerade an ihr herausfinden, welche Gene für das frühe Auftreten der Erkrankung verantwortlich sind: Mutationen des Gens für das Amyloid-Vorläufer-Protein (APP) auf Chromosom 21, des Presenelin-1-Gens (PSEN1) auf Chromosom 14 und des Presenelin-2-Gens (PSEN2) auf Chromosom 1. Aufgrund dieser Veränderungen nämlich wird vermehrt eine Variante des Abeta-Moleküls (Abeta-42) hergestellt, die als gefährlicher für die Nerven gilt.

Einmal abgesehen davon, dass auch diese Erkenntnisse nicht zwangsläufig bedeuten, dass Abeta die Ursache des Zellsterbens ist - und nicht etwa eine mögliche Folge - finden sich die Mutationen nur bei zwei von drei Patienten der familiären frühen Alzheimererkrankung. Bei etwa einem Drittel der Kranken lässt sich hingegen keine der genannten Mutationen nachweisen. Dies deutet darauf hin, dass es noch weitere Genveränderungen geben muss, die jedoch noch ihrer Entdeckung harren.

Verbindung zwischen Herz und Gehirn

Bei den allermeisten an sporadischem Alzheimer - also der nicht familiären und weitaus häufigeren Form - Erkrankten finden sich überhaupt keine der APP-, PSEN1- oder PSEN2-Mutationen. Doch auch in diesen Fällen scheint ein Gen die Entstehung von Alzheimer zu fördern: Die Rede ist von dem Gen APOE, in dem die »Bauanleitung« für einen Bestandteil der so genannten LDL-Partikel abgelegt ist.

Viele von Ihnen haben im Zusammenhang mit ihrem Cholesterinspiegel sicherlich schon einmal von LDL gehört. Die Abkürzung LDL steht für »low density lipoprotein« - zu deutsch »Lipoprotein geringer Dichte« - das den Fettstoff Cholesterin im Blut zu den Körperzellen transportiert, wo es zum Beispiel zum Bau neuer Zellhüllen (Zellmembranen) verwendet wird. Dieses APOE-Gen nun gibt es in drei Varianten, die APOE-2, APOE-3 und APOE-4 genannt werden.

Forscher vermuten noch weitere Genveränderungen als Auslöser von Alzheimer, die jedoch noch ihrer Entdeckung harren.

Träger der Gene APOE-2 und APOE-3 haben kein erhöhtes Risiko, an Alzheimer zu erkranken. Wer dagegen stattdessen ein APOE-4-Gen in sich trägt, hat laut Statistik das doppelte Risiko, irgendwann in seinem Leben Alzheimer zu bekommen. Wer gar zwei der APOE-4-Gene besitzt, ist einem noch höheren Risiko ausgesetzt. Denn diese Genvariante ist dafür verantwortlich, dass es in vermehrtem Maße zu den oben erwähnten Tau-Knäueln kommt, die offenkundig zum Zellsterben führen. Obendrein erhöht APOE-4 auch das Risiko für Herz-Kreislauf-Erkrankungen, da es mitverantwortlich ist für den Bau des »bösen« LDL-Cholesterins, das ein wesentlicher Faktor für die arteriosklerotischen Ablagerungen auch in den Herzkranzgefäßen ist.

Studien haben gezeigt, dass APOE-4 bei Alzheimerpatienten deutlich häufiger zu finden ist als bei gesunden Vergleichspersonen. So sind 30 bis 50 Prozent der Alzheimerpatienten Träger dieses Gens - dem gegenüber stehen 10 bis 18 Prozent der gesunden Personen. Zudem haben italienische Forscher bewiesen, dass APOE-4 altersabhängig für die Alzheimer Krankheit verantwortlich zu sein scheint: Zwischen dem 65. und 79. Lebensjahr sind wesentlich mehr Alzheimerpatienten Träger des Risikogens als gesunde Kontrollpersonen. Vor dem 60. Lebensjahr sowie ab dem 80. Lebensjahr findet sich das Gen hingegen bei ebenso vielen Alzheimerkranken wie gesunden Menschen.

Sollte man das Erkrankungsrisiko mittels Gentests ermitteln?

Gentests zur Feststellung möglicher Krankheiten sind weiterhin umstritten und werden auch nur in Ausnahmefällen durchgeführt.

Was die Gene APP, PSEN1 und PSEN2 angeht, so würde ein Test eventuell dann Sinn machen, wenn in der Familie bereits Fälle von Alzheimer vor dem 60. Lebensjahr aufgetreten sind. Doch was wäre damit gewonnen? Man könnte die gefährdeten Personen genauer im Auge behalten. Und zeigten sich dann Symptome, so könnte man früher Medikamente einsetzen. Da es jedoch bislang kein Heilmittel gegen Alzheimer gibt, könnte der Test letztlich nur dazu dienen, dass gefährdete Menschen beispielsweise frühzeitig ihr Testament machen und Verfügungen bezüglich ihrer Behandlung treffen würden. Bei anderen Erkrankungen, für die es derzeit auch noch keine wirklich wirksame Behandlung gibt, werden Gentests zur Zeit meist auch nicht durchgeführt. Die Autoren dieses Buches denken, dass dies auch gut so ist - auch in Bezug auf ein möglicherweise erhöhtes Alzheimerisiko durch APP, PSEN1 und PSEN2.

Was das APOE-4-Gen angeht, machen Gentests sogar noch weniger Sinn. Schließlich erkrankt nur maximal jeder zweite Träger des Gens tatsächlich an Alzheimer. Fünf von zehn Menschen mit einer entsprechenden Genkombination würden also völlig zu Unrecht in Angst und Schrecken versetzt werden. Das macht beim derzeitigen Kenntnisstand sicherlich keinen Sinn, zumal die Medizin über keine ursächliche Therapiemöglichkeit verfügt.

Gentests ja oder nein?

Gentests sind nur dann eventuell sinnvoll, wenn im engen Familienkreis bereits Fälle von frühem Alzheimer aufgetreten sind. Ansonsten können Gentests über die wirkliche Gefährdung des Einzelnen keine klaren Aussagen machen.

Bekannte Risikofaktoren für Alzheimer

Wie Sie gesehen haben, spielen die Gene also eine wichtige Rolle bei der Entstehung der Alzheimer Demenz. Doch offenbar gibt es noch weitere Faktoren. Das wird auch deutlich aus Untersuchungen an eineiigen Zwillingen: Würden nämlich allein die Gene bestimmen, ob jemand an Alzheimer erkrankt, so müssten stets beide oder keiner der Zwillinge erkranken - ihr Erbgut ist schließlich 100-prozentig identisch. Doch dies ist nicht der Fall - nur in etwa der Hälfte der Fälle erkranken beide Zwillinge daran.
Es existiert eine Reihe möglicher Risikofaktoren für das Auftreten der Alzheimer Demenz, die wir Ihnen im Folgenden vorstellen wollen. Die Untersuchungsergebnisse sind teilweise noch widersprüchlich, so dass Vieles leider noch mit einem Fragezeichen versehen werden muss. Nichtsdestotrotz macht es in Bezug auf einige der Risikofaktoren durchaus Sinn, sie zu reduzieren. Der Grund liegt auf der Hand: Selbst wenn beispielsweise Bluthochdruck oder erhöhte Homozysteinspiegel am Ende doch keine Risikofaktoren für Alzheimer sein sollten, so erhöhen sie in jedem Fall das Risiko für vaskuläre Demenzen und/oder Herz-Kreislauf-Erkrankungen.

Bluthochdruck (Hypertonie)

In der Feststellung, dass ein erhöhter Blutdruck (Hypertonie) im mittleren Lebensalter das Alzheimerrisiko erhöht, sind sich die Wissenschaftler weitgehend einig. Bei Patienten im Alter von

Was viele nicht wissen: Die Volkskrankheit Bluthochdruck erhöht auch das Risiko, an Alzheimer zu erkranken.

über 65 Jahren scheint der Bluthochdruck kein eigenständiger Risikofaktor für die Alzheimerkrankheit zu sein. Untersuchungen an Hochdruckkranken, die über viele Jahre blutdrucksenkende Mittel erhalten hatten, belegen jedoch sehr deutlich, dass eine gute Blutdruckeinstellung das beste Mittel gegen Demenzen - auch Alzheimer - ist, das derzeit zur Verfügung steht. Einen besonders günstigen Einfluss scheinen hier die sogenannten Calciumantagonisten (z. B. Nitrendipine) zu haben.

Blutdruckwerte und ihre Bedeutung

Bedeutung	Systolischer Wert		Diastolischer Wert
Normal	<120	und	<80
Vorform der Hypertonie	120 – 139	oder	80 – 89
Hypertonie	140 – 159	oder	90 – 99
Hypertoniestadium 2	≥ 160	oder	≥ 100

(Werte in Millimeter Quecksilbersäule; mmHg)

Das Problem von Bluthochdruck: Etwa jeder dritte Deutsche hat ihn. Oft wird eine Hypertonie erst spät erkannt, da sie in der Frühphase kaum Beschwerden macht. Es gibt aber zahlreiche Frühwarnsymptome, die von den Betroffenen jedoch oft nicht ernst genommen werden. Hierzu gehören:

- Leichte Erregbarkeit
- Schlafstörungen
- Kopfschmerzen
- Blutandrang im Kopf beim Bücken
- Schwindelanfälle
- Atemnot bei körperlichen Belastungen
- Erektionsschwäche bei über 40-jährigen Männern

Nicht nur in Bezug auf Demenzen ist es deshalb für jeden von uns sinnvoll, regelmäßig den Blutdruck überprüfen zu lassen (z. B. in der Apotheke), sondern auch, um rechtzeitig auf das durch Bluthochdruck enorm erhöhte Risiko für eine Herz-Kreislauf-Erkrankung reagieren zu können.

Homozystein und Vitamine

Homozystein ist ein Zwischenprodukt im Aminosäurestoffwechsel. Belegt ist, dass selbst gering erhöhte Homozysteinwerte im Blut (ab 10 Mikromol pro Liter) mit einem erhöhten Risiko für das Herz-Kreislauf-System einhergehen. Zu erhöhten Werten kommt es immer dann, wenn eines oder mehrere der Vitamine B_6, B_{12} und ganz besonders Folsäure in zu geringer Menge im Blut vorhanden sind. Der Mechanismus ist einfach: Vitamin B_6, B_{12} und Folsäure sind wichtige Coenzyme, die an der Weiterverarbeitung von Homozystein im so genannten Methionin-Stoffwechechsel beteiligt sind – das bedeutet: zu wenig Vitamine → geringerer Homozysteinumbau → erhöhte Blutwerte.

Verschiedene Studien haben bereits gezeigt, dass die Homozysteinspiegel im Blut mit zunehmendem Alter ansteigen, während gleichzeitig die Folsäurewerte sinken. Auch belegt ist, dass bei Alzheimerpatienten sowohl die B_6- als auch die B_{12}-Werte häufig erniedrigt sind. Es drängt sich also die Frage auf, ob es einen Zusammenhang zwischen erhöhten Homozysteinwerten und Alzheimer bzw. einer zu geringen Zufuhr von Vitamin B_6, B_{12} und Folsäure gibt.

Wenngleich auch einzelne Studien zu abweichenden Ergebnissen kommen, so formuliert eine große Untersuchung aus dem Jahre 2002 im Rahmen der so genannten Framingham-Studie ein ausgesprochen klares Fazit: »Ein erhöhter Homozysteinspiegel ist ein starker, unabhängiger Risikofaktor für die Entwicklung von Demenzen und Alzheimer.«

Kranke Zellen eliminieren sich selbst

Warum Homozystein eine solche Wirkung hat, ist jedoch derzeit noch nicht klar. Eine Hypothese läuft darauf hinaus, dass die Fähigkeit der Nervenzellen zur Reparatur von Schäden am Erbmaterial (der Desoxyribonukleinsäure, kurz DNA bzw. DNS genannt) durch Homozystein verringert wird. Denn grundsätzlich sind alle Zellen darauf angewiesen, dass die körpereigenen Systeme (so genannte Redox-Systeme) zum Schutz vor freien Sauerstoffradikalen optimal funktionieren. Tun sie es nicht, so häufen sich in der DNA Fehler, die in der Folge zu falsch zusammengebauten Eiweißen führen. Ist die Fehlerrate zu hoch, so werden die betreffenden Zellen angewiesen, quasi Selbstmord - man spricht von Apoptose - zu begehen. Genau das postuliert die Hypothese: Mehr Homozystein und weniger Folsäure führen zu DNA-Schäden, wodurch vermehrt Gehirnzellen zugrunde gehen. Doch gleichgültig ob diese Hypothese stimmt oder nicht: Wer ausreichend Vitamin B_6, B_{12} und Folsäure zu sich nimmt, ist in jedem Fall auf der sicheren Seite. Das gilt ganz besonders für Menschen, die Alkohol trinken: Bei ihnen nämlich sinkt der Folsäurespiegel, und der Homozysteinspiegel steigt.

Folsäure und B-Vitamine – wer diese Mikronährstoffe auch im Alter ausreichend zu sich nimmt, kann Demenzen vorbeugen. Beachten Sie hierzu auch die Grafik auf Seite 115.

Zusammenhang zwischen Diabetes und Alzheimer

Bislang gibt es einige wenige Studien, die sich damit beschäftigen, ob die Zuckerkrankheit Diabetes mellitus möglicherweise auch ein Risikofaktor für Alzheimer ist. So kommt eine der Untersuchungen aus dem Jahre 2001 zu dem Ergebnis, dass ein Diabetes das Alzheimerrisiko um etwa 30 Prozent gegenüber nicht Zuckerkranken erhöht. Eine andere Studie aus dem Jahre 2003 beschäftigt sich mit dem Mechanismus, über den ein Diabetes die Alzheimersche Krankheit auslösen könnte. Die Autoren der Studie beziehen sich auf Reagenzglasversuche anderer und erhärten diese mit eigenen Daten, die sie an einer kleinen Gruppe von

Testpersonen gewonnen haben. Ergebnis: Insulin - das Bauchspeicheldrüsenhormon, das ebenso wie der Blutzuckerspiegel bei Diabetes-Kranken oft chronisch erhöht ist - führt besonders bei älteren Menschen zu einer vermehrten Bildung oder einem geringeren Abbau des Amyloids Abeta 42 (siehe Seite 34). Bislang gibt es keine exakten Erklärungen dieser Wirkung. Zum einen sind also weitere Forschungen nötig. Zum anderen passen diese Ergebnisse aber durchaus mit anderen Studienergebnissen zusammen, die eine erhöhte Kalorienzufuhr als Risikofaktor für Alzheimer ausgemacht haben. Hier zeigte sich, dass Personen mit einer deutlich überhöhten Kalorienzufuhr ein um 50 Prozent höheres Risiko hatten an Alzheimer zu erkranken als Normalesser. Für Personen, die nicht nur »gute« Esser waren, sondern auch noch das APOE-4-Gen in sich trugen, betrug die Risikoerhöhung sogar 130 Prozent!

Ein möglicher Zusammenhang der Studienergebnisse - Diabetiker und Zu-viel-Esser - liegt eigentlich auf der Hand: Falsche Ernährung und Übergewicht in Verbindung mit Bewegungsmangel führen fast zwangsläufig zu erhöhten Blutzucker- und Insulinwerten. Wenn diese sodann eine Risikoerhöhung für Alzheimer nach sich ziehen würden, so wäre dies nur logisch. Unabhängig davon - jedoch möglicherweise ursächlich für das Diabetiker-Risiko - ist auch eine dauerhaft überhöhte Kalorienaufnahme als Risikofaktor zu werten.

Diabetiker aufgepasst! Ein gut eingestellter Diabetes verringert auch das Risiko einer Demenzerkrankung. Noch besser ist es, Diabetes von vornherein zu vermeiden!

Rauchen schadet den grauen Zellen

Dass und warum Rauchen Gift ist für Herz und Blutgefäße, wissen Sie natürlich. Dennoch werden wir bei den vaskulären Demenzen (Seite 43) noch einmal etwas näher darauf eingehen. Doch hier geht es um die Alzheimer Krankheit und ihre Risikofaktoren, zu denen auch das Rauchen zählt. Eine Studie mit mehr als 7 000 Niederländern - die so genannte Rotterdam-Studie -

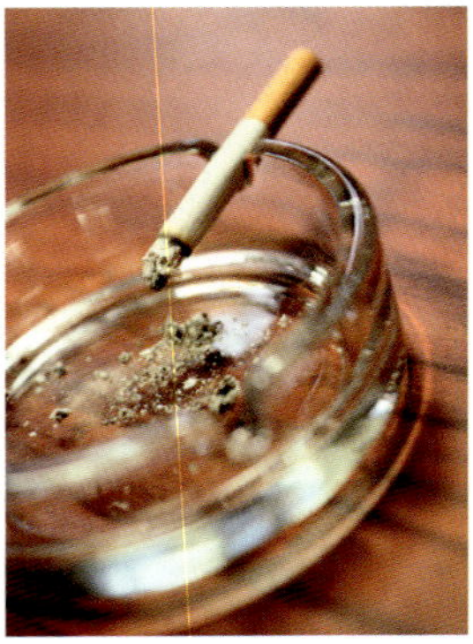

Für Raucher ist das Risiko, eine Demenz zu erleiden, doppelt so hoch wie für Nichtraucher.

hat gezeigt, dass Raucher das doppelte Risiko für Alzheimer und Demenzen überhaupt tragen wie Nichtraucher.

Bei der Auswertung der Studienergebnisse kam es zu einem paradoxen Befund. Danach wäre das Risiko für Raucher mit dem APOE-4-Gen um etwa 40 Prozent niedriger als das eines Nichtrauchers. Die Erklärung für dieses unsinnige Ergebnis: Rauchende APOE-4-Träger sterben oft lange bevor sie überhaupt eine Demenz entwickeln könnten – an Herzinfarkt, Schlaganfall & Co.!

Begünstigt Bewegungsmangel Alzheimer?

Dass Bewegungsmangel einen der wichtigsten Risikofaktoren für Übergewicht, Diabetes, Herzerkrankungen und Schlaganfall darstellt, weiß heutzutage jedes Kind. Dass zu wenig Bewegung aber auch als Risikofaktor für Alzheimer gelten muss, ist hingegen noch nicht bis zu jedem durchgedrungen.

So zeigte eine große kanadische Untersuchung an knapp 5 000 über 65-jährigen Frauen und Männern einen sehr deutlichen Zusammenhang: Gegenüber den überhaupt keinen Sport treibenden Teilnehmern zeigte sich bei Männern ein um 13 bis 39 Prozent geringeres Risiko, an Alzheimer zu erkranken – je nach Trainingshäufigkeit und -dauer. Für Frauen war der Effekt sogar noch größer – sie wiesen eine Risikominderung zwischen 13 und 73 Prozent auf.

Bleiben Sie geistig beweglich!

Auch das Gehirn will trainiert sein! Wie Sie geistig fit & aktiv bleiben, erfahren Sie ab Seite 156.

Es liegt eigentlich auf der Hand, dass Menschen, die sich geistig fit halten, bessere Chancen haben, den mit Alzheimer verbundenen geistigen Abbau zumindest länger hinauszögern zu können. Im Rahmen der so genannten »Einstein Aging Study« zeigte sich sogar, dass Personen mit wenig geistig fordernden Freizeitaktivitäten ein höheres Risiko haben, an Alzheimer zu erkranken. Andersherum formuliert: Menschen, die in ihrer Freizeit gern und

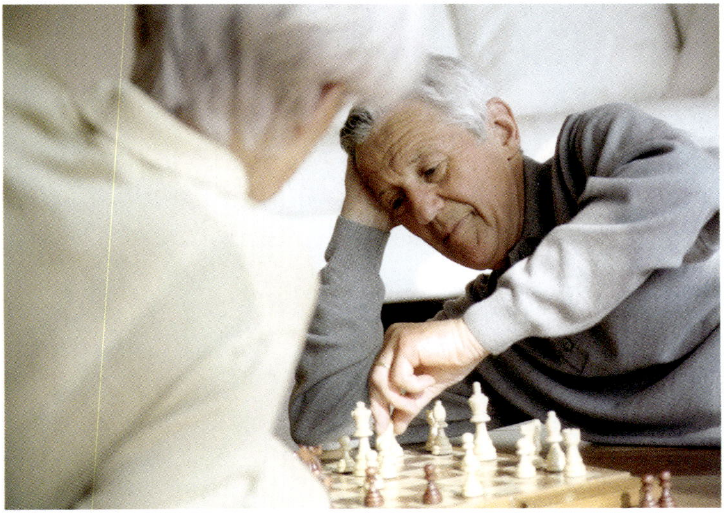

Schach ist ein ideales Fitnesstraining für die grauen Zellen.

viel lesen, Brettspiele spielen, Kreuzworträtsel lösen, Musikinstrumente spielen oder an Diskussionsgruppen teilnehmen, haben laut dieser wissenschaftlichen Studie ein um 7 Prozent geringeres Alzheimerrisiko.

Gefäßbedingte Demenzen – eine Übersicht

Unser so genannter »westlicher Lebensstil«, der durch wenig Bewegung, überreichliches und zu fettes Essen sowie einen hohen Anteil von Rauchern – knapp 35 Prozent der Männer und 22 Prozent der Frauen rauchen regelmäßig – gekennzeichnet wird, ist Gift für unsere Blutgefäße. Im Laufe der Jahrzehnte werden die Arterien (Schlagadern) und Arteriolen (die kleinsten Schlagadern) dadurch immer enger und starrer. Im Volksmund nennt man diesen Vorgang auch »Verkalkung«. Der Mediziner sagt dazu Plaquebildung, Arteriosklerose oder Athosklerose. Dieser Vorgang kann dazu führen, dass Teile des Gehirns nicht mehr ausreichend oder überhaupt nicht mehr mit Sauerstoff versorgt werden. Die Folge: Gehirnzellen sterben ab oder stellen ihre Funktion ein; es kommt zu einer Demenz.

Im Folgenden wollen wir Ihnen einen Überblick über den neuesten Stand der Forschung in Sachen Arterioskleroseentstehung geben, Ihnen die wichtigsten drei Formen vaskulärer Demenzen vorstellen sowie die breite Palette der Risikofaktoren, gegen die sich sehr wirkungsvoll etwas tun lässt. Wenn Sie sich bereits einmal mit den Risikofaktoren für Herz-Kreislauf-Erkrankungen vertraut gemacht haben, werden Sie hier die gesamte Palette noch einmal vorfinden. Das ist kein Zufall, denn die Entstehung einer vaskulären Demenz basiert auf den gleichen Fehlentwicklungen in den großen wie den kleinen Blutgefäßen.

Eine Plaque entsteht

Bereits die Hälfte der Jungendlichen zwischen 15 und 19 Jahren besitzt in ihren Arterien Ablagerungen, die in der Altersgruppe der 30- bis 34-jährigen deutlich an Häufigkeit und Stärke zunehmen. Die Frühform solcher arteriosklerotischer Plaques nennt der Mediziner Lipidstreifen (Fettstreifen). Sie entstehen, wenn zu viel so genanntes LDL-Cholesterin in den Wänden der Arterien abgelagert und dort chemisch verändert (oxidiert) wird. Daraufhin schickt die Aderwand chemische Signale aus, um Immunzellen (Monozyten, T-Zellen) für die Beseitigung dieses fettigen »Mülls« in die Aderwand zu locken. Dort angekommen, verwandeln sich die Monozyten in so genannte Makrophagen (»große Fresser«), die sich das Cholesterin einverleiben. Wegen ihres Aussehens werden sie nun Schaumzellen genannt. Dies ist genau jenes anfängliche Stadium der Lipidstreifen.

Doch der Prozess geht meist noch weiter. Durch zu fett- und cholesterinreiche Ernährung sowie weitere Risikofaktoren (siehe ab

Seite 48) werden die Ansammlungen von cholesterinhaltigen Abwehrzellen immer dicker. Zusätzlich eingelagert werden komplexe Kohlenhydrate, Blutbestandteile und Kalzium. Mit anderen Worten: In den Gefäßen entsteht eine riesige Müllhalde! Die innere Schicht der Arterie – die so genannte Intima – bildet schließlich glatte Muskelzellen und Bindegewebe aus, um die Müllhalde wie mit einer festen Plane gegenüber dem Blutstrom abzuschließen. Man kann sich leicht vorstellen, wie sich der Querschnitt der Arterien an solchen »Müllhalden« allmählich verringert, wie die Aderwand verhärtet und sich an diesen Stellen nicht mehr wie früher mit jedem Pulsschlag ausdehnen und wieder zusammenziehen kann.

Zu diesen arteriosklerotischen Plaques, die sich besonders häufig hinter Abzweigungen in den Aderwegen befinden, kommt noch die mehr oder weniger kontinuierlich verlaufende und gleichmäßige Verdickung der Intima hinzu, die als normale Alterungserscheinung angesehen wird. Diese beiden – Arteriosklerose und »normale«« Altersablagerungen – zu unterscheiden, ist allerdings nicht ganz einfach. Eines ist jedoch beiden Vorgängen gemein: Sie können sowohl zu Herzerkrankungen als auch zu vaskulären Demenzen führen.

Wussten Sie, dass die so genannte »Verkalkung« der Arterieninnenwände nicht nur Herz-Kreislauf-Erkrankungen, sondern auch die gefäßbedingten Demenzen hervorrufen kann?

Ursache »strategischer« Schlaganfall

Die oben geschilderte Verengung der Arterien kann auf zweierlei Weise zu einer Verstopfung der Hirnarterien führen. Da sind zum einen die Plaques, die aufreißen und an Ort und Stelle zu einem Verschluss der Arterie führen können. Denn die Makrophagen innerhalb der Ablagerungen produzieren Substanzen, welche die muskuläre »Abdeckplane« der Plaques deutlich schwächen können. Darüber hinaus stellen sie einen Gewebsfaktor her, der zum Gerinnen des Blutes führt. Reißt eine mürbe gewordene Plaque auf, so ergießt sich ein Schwall der Gerinnungsfaktoren in die

Blutbahn. Das Blut gerinnt an dieser Stelle und bildet einen Blutpropf, der das Gefäß an der ohnehin schon verengten Stelle ganz verschließen kann. Dies hat zur Folge, dass in die von dieser Arterie versorgten Areale des Gehirns kein Sauerstoff mehr gelangt - die betroffenen Gehirnzellen sterben ab.

Eine weitere Möglichkeit, wie es zum Verschluss einer Hirnaterie kommen kann, stellen Blutgerinnsel und andere im Blut nicht lösliche Körper dar, die aus anderen Organen (z. B. dem Herzen) in die Hirnarterien gespült werden. Gerät ein solcher Propf oder Embolus in enge Hirnarterien, so kann er diese verschließen und gleichfalls einen Schlaganfall hervorrufen.

Je nachdem, welches Hirnareal von der verschlossenen Arterie versorgt wird, kann der Arterienverschluss zu ganz unterschiedlichen Symptomen führen: neben vielen anderen können dies Lähmungen, Sprech- und Sprachstörungen, Inkontinenz oder eben eine Demenz sein. Typisch für solch einen so genannten strategischen Schlaganfall - strategisch, weil er nur ganz bestimmte Funktionen betrifft - ist das plötzliche Auftreten der Symptome. Dadurch fällt es dem behandelndenden Arzt relativ leicht, diese Form der Demenz von anderen Formen wie der Alzheimer Krankheit abzugrenzen. Doch solche strategischen Schlaganfälle machen nur 17 Prozent der vaskulären Demenzen aus. Zudem litten etwa 16 Prozent der in Kliniken eingelieferen Schlaganfallpatienten bereits vorher unter Demenzsymptomen. Doch der Schlaganfall ist ganz offenkundig in diesen Fällen die treibende Kraft für eine Verschlechterung: Fünf Jahre nach einem Schlaganfall leiden bereits 37 Prozent der Betroffenen unter einer Demenz.

Hirntod auf Raten: Die Multiinfarktdemenz

Wenn der oben beschriebene Verschluss einer Hirnarterie (Infarkt) nur ein kleines Gehirnareal betrifft, so kann es sein, dass lediglich kaum merkliche Funktionsausfälle des Gehirns auftreten, in diesem Fall spricht man von einem so genannten »stillen Schlaganfall«. Bliebe es dabei, gäbe es oftmals keinen Grund, einen Arzt aufzusuchen. Doch solche Ereignisse können sich im Laufe der Zeit an anderen Stellen wiederholen, so dass sich die Ausfälle addieren und die Demenzsymptome nach und nach zunehmen. Liegen solche stillen Schlaganfälle vor, so nimmt das Demenzrisiko um den Faktor 2,26 gegenüber Menschen ohne stillen Infarkt zu – ein Anstieg also auf mehr als das Doppelte!

Bei stillen Schlaganfällen nimmt das Demenzrisiko um den Faktor 2,26 gegenüber Menschen ohne stillen Infarkt zu – ein Anstieg also auf mehr als das Doppelte!

Der Verlauf einer solchen Multiinfarktdemenz (Demenz aufgrund mehrerer »kleinerer« Infarkte) kann dem schleichenden Verlauf der Alzheimer Demenz sehr ähneln und dadurch zu Fehldiagnosen führen. Untersuchungen an den Gehirnen verstorbener Demenzpatienten haben in der Tat gezeigt, dass vaskuläre Demenzen aufgrund der schleichenden Symptomatik oftmals nicht als solche erkannt werden. Das ist in zweierlei Hinsicht fatal: Zum einen, weil sich vaskuläre Demenzen besser behandeln lassen als die Alzheimer Krankheit. Zum anderen aber, weil vaskuläre Demenzen in vielen Fällen parallel zum Alzheimer auftreten und diesen verschlimmern. Würde hier sorgfältiger diagnostiziert, könnte man also in gewisser Weise auch Alzheimerkranken besser helfen. Man weiß heute, dass Multinfarktdemenzen etwa 40 Prozent aller vaskulären Demenzen ausmachen.

Wenn die kleinsten Blutgefäße erkranken – Mikroangiopathie

Vielleicht haben Sie den Begriff »Mikroangiopathie« bereits in einem anderen Zusammenhang gehört: nämlich als Folge des Diabetes mellitus, der Zuckerkrankheit. Wörtlich bedeutet »Mikroangiopathie« nichts anderes als »Erkrankung der kleinsten Blutgefäße«. Dies übrigens im Gegensatz zur Makroangiopathie, der Erkrankung großer Blutgefäße, mit der wir es ja beim strategischen Schlaganfall und der Multiinfarktdemenz zu tun hatten.

Die Binswangerkrankheit kommt häufig vor, sie macht etwa 40 Prozent aller vaskulären Demenzen aus.

Auch bei der Mikroangiopathie sind die Gefäße arteriosklerotisch verengt und durch Bindegewebseinlagerungen starrer als üblich. Doch hier geht es eben um die kleinsten Arterien (Arteriolen), die jede für sich nur winzige Bereiche mit Sauerstoff und Nährstoffen versorgen.

In der Summe sind die Schäden einer dadurch bedingten Minderdurchblutung jedoch genauso schlimm wie die einer Makroangiopathie: In der Netzhaut des Auges kann die Mikroangiopathie zur Erblindung führen, in den Nieren zum Nierenversagen und im Gehirn zur so genannten Binswangerkrankheit oder Leukoaraiose.

Bei der Binswangerkrankheit zeigen sich in einem stammesgeschichtlich frühen Hirnteil (Marklager) Schädigungen an den Nervenzellen, die zu einer Demenz mit frühen Persönlichkeitsänderungen und übertriebenen Gefühlsäußerungen (z. B. Weinerlichkeit) führen. Oft kommt es im Verlauf der Erkrankung zu einer Inkontinenz und Störungen beim Gehen. Dabei bewegen sich die Patienten nur noch mit extrem kleinen Schritten vorwärts.

Auch diese Form der vaskulären Demenz verläuft schleichend, so dass sie mit der Alzheimer Krankheit verwechselt werden kann.

Eine breite Palette von Risikofaktoren

Einiges von dem, was Sie hier über die Risikofaktoren für vaskuläre Demenzen lesen werden, haben wir Ihnen auch bereits in dem Abschnitt über die Alzheimererkrankung (ab Seite 37) erzählt. Doch in diesem Zusammenhang wiederholen wir uns gern. Denn je bekannter es wird, welche Faktoren an der Entstehung von Demenzen beteiligt sind, umso größer wird die Wahrscheinlichkeit, dass immer mehr Menschen genau diese Faktoren meiden.

Sie werden sehen, dass einige Faktoren direkt voneinander abhängig sind: Beseitigen Sie den einen (etwa Übergewicht), so tun Sie gleichzeitig etwas gegen einen anderen (z. B. Bluthochdruck).

Wir haben uns dennoch dazu entschlossen, jeden einzeln aufzuführen, weil ihre wahre Bedeutung dadurch deutlicher wird.

Cholesterin – mit dem »LDL-Taxi« auf Tour

Cholesterin ist ein lebenswichtiger Fettstoff, den der Körper zu gut 75 Prozent selbst herstellt. Den Rest nehmen wir über die Nahrung auf. Cholesterin benötigen wir als Baustoff für:

- Hormone (z. B. Östrogen, Testosteron, Cortisol)
- Gallensäuren bei der Fettverdauung
- Vitamin D
- Zellmembranen (die äußere Hülle der Zellen)
- die Myelin- oder Markscheide der Nervenzellen, die für die Signalübermittlung im Gehirn von entscheidender Bedeutung ist

Steigen Sie um auf eine cholesterinarme Ernährung mit viel frischem Obst und Gemüse, Milch- und Vollkornprodukten, wenig Fleisch und viel Fisch.

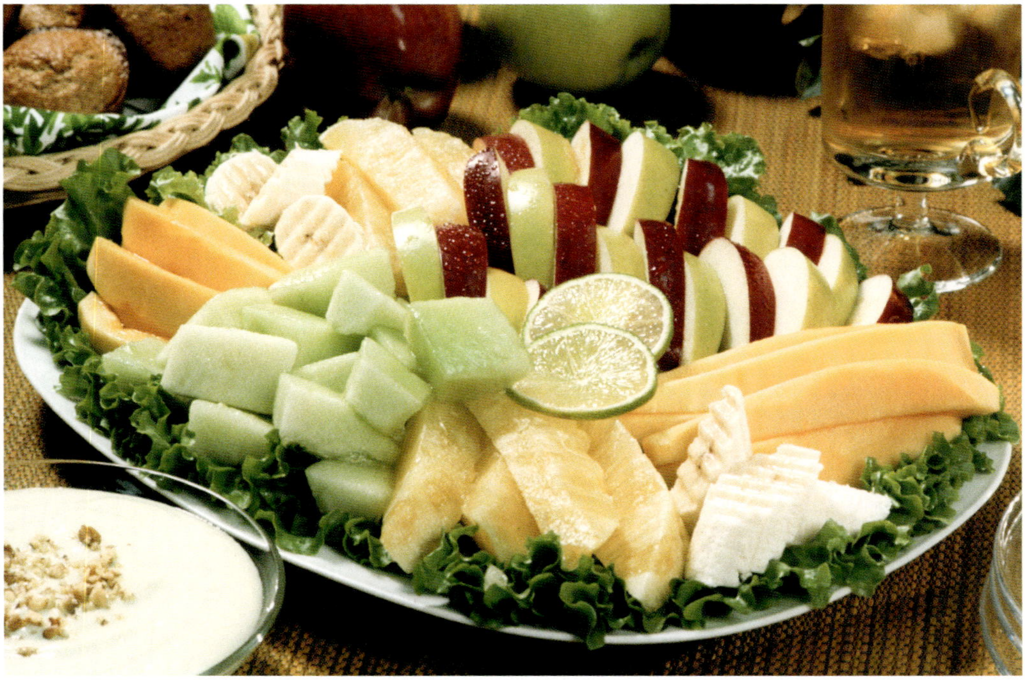

Ein Gesamtcholesterinwert von unter 200 Milligramm je Deziliter Blut (mg/dl) gilt als normal. Doch dies ist ein Wert, den drei von vier Deutsche nicht erreichen. Etwa jeder Zehnte hat sogar mehr als 300 mg/dl im Blut.

Alle Werte oberhalb 200 mg/dl sollten genauer unter die Lupe genommen werden. Denn Cholesterin wird im Blut in verschiedenen »Taxis« befördert, die man als »Lipoprotein (Eiweiß-Fett-Körperchen) geringer Dichte« (Low Density Lipoprotein, kurz LDL, siehe auch Seite 35) und »Lipoprotein hoher Dichte« (High Density Lipoprotein, kurz HDL) bezeichnet. Dabei gilt die Faustregel: Je mehr LDL und je weniger HDL im Blut, desto größer die Arteriosklerosegefahr.

Dabei hat sich eine Erhöhung einer Unterart der LDL-Partikel als besonders riskant herausgestellt - die der so genannten »kleinen LDL-Partikel«, insbesondere wenn sie verbunden ist mit einem Mangel eines Subtyps des HDL mit Namen HDL-2B. In der klinischen Praxis ist es jedoch nicht nötig, diese eigens auszuweisen, da sie immer dann erhöht sind, wenn ein weiterer Fettstoff - die so genannten Triglyzeride - ebenfalls vermehrt im Blut gefunden wird. Ist dies der Fall, weiß der Arzt also, dass ein erhöhter LDL-Wert besonders hohe Risiken mit sich bringt.

Ein Wort zu den Triglyzeriden

Triglyzeridwerte ab 200 mg/dl Blut erhöhen das Risiko der koronaren Herzkrankheit und damit indirekt auch das einer gefäßbedingten Demenz.

Lassen Sie uns hier bei den Triglyzeriden kurz einhaken. Es hat sich nämlich gezeigt, dass eine breite Palette von Erkrankungen, die mit einer allgemeinen Mangeldurchblutung einhergehen - etwa ein Herzinfarkt, Schlaganfall oder die koronare Herzkrankheit (KHK) - auch das Demenzrisiko erhöhen. Für die KHK ist nachgewiesen, dass Triglyzeridwerte ab 200 mg/dl Blut das Risiko eindeutig erhöhen. Indirekt müssten erhöhte Triglyzeridwerte also auch letztlich zu einer Erhöhung des gefäßbedingten Demenzrisikos führen.

Was die Cholesterinwerte bedeuten:	
LDL-Werte:	
< 100 mg/dl:	hervorragende Werte
< 130 mg/dl:	noch im grünen Bereich
130 bis 159 mg/dl:	deutlich vermehrte Plaquebildung
160 bis 189 mg/dl:	hohe Plaquebildung
> 190 mg/dl	extreme hohe Plaquebildung
HDL-Werte:	
> 60 mg/dl:	hervorragende Werte
40 bis 60 mg/dl:	Normalbereich
< 40 mg/dl:	erhöhtes Arterioskleroserisiko

Nicht zu unterschätzen: Bluthochdruck

Wie Sie bereits ab Seite 37 erfahren haben, geht die Senkung eines erhöhten Blutdrucks, also einer Hypertonie, mit einer Risikominderung für Demenzen einher - ganz besonders für die vaskulären Formen. Im Umkehrschluss müssen wir Bluthochdruck als wichtigen Risikofaktor ansehen. Da eine Hypertonie den Prozess der Plaquebildung (siehe Seite 44) stark beschleunigt, ist dies auch nur logisch.

Wir können uns den Vorgang sogar recht plastisch vor Augen führen: Wenn das Blut mit erhöhtem Druck durch die Adern rauscht, kommt es zwangsläufig zu einer stärkeren mechanischen Beanspruchung der Innenwände der Arterien (Intima). Verliefen die Adern ausnahmslos gerade, so wäre die Zusatzbelastung minimal. Doch so sehen unsere Blutgefäße eben nicht aus: Sie verzweigen sich, verlaufen in Kurven.

An einem Beispiel müsste dies klar werden. Nehmen Sie Ihre Hauswasseranlage. In gerade verlaufenden Rohren würde selbst

ein erhöhter Wasserdruck keine Schäden verursachen können. Doch hinter allen Abbiegungen prallen die Wassermassen zunächst gegen eine Wand, bilden Strudel und beanspruchen das Material hier natürlich wesentlich stärker.
Ob die Kupferrohre in Ihren Hausleitungen hier auf Dauer standhalten oder ob sie porös werden und damit einen guten »Nährboden« für Kalkablagerungen bilden, ist nicht nur vom Wasserdruck, sondern auch von den im Wasser gelösten Stoffen abhängig.
In unseren Adern verhält es sich ganz ähnlich: Die Stellen hinter Verzweigungen werden durch hohen Blutdruck stärker mechanisch belastet, so dass es dort zu entzündlichen Prozessen kommen kann, die ihrerseits wiederum zu arteriosklerotischen Ablagerungen führen.

Alles andere als süß – Diabetes mellitus

Die Zuckerkrankheit (Diabetes mellitus) bringt neben erhöhten Insulinspiegeln im Blut auch erhöhte Blutzuckerwerte mit sich. Diese führen zu einer Schädigung vor allem der kleinsten Blutgefäße - der Arteriolen - und damit zur Mikroangiopathie (siehe Seite 47), die wiederum zur Binswanger Krankheit führen kann.

Rauchen ist vielfältig – an Schadstoffen!

Tabakrauch enthält rund 4 000 verschiedene chemische Substanzen. Für uns von Interesse sind hier all diejenigen Faktoren, die unsere Blutgefäße schädigen und damit letztlich auch zu einer vaskulären Demenz führen können. Rauchen:

- erhöht den Blutdruck, der wiederum der Arteriosklerose Vorschub leistet.
- bringt einen Anstieg der Stresshormone im Blut mit sich, die zu einer Steigerung der Cholesterinwerte führen.

- produziert im Körper vermehrt freie Sauerstoffradikale, die das Cholesterin in den Adern oxidieren und so zu einer verstärken Arteriosklerosebildung führen.
- erhöht die Aktivität der Blutplättchen, wodurch das Blut leichter gerinnen kann.
- fördert die entzündlichen Prozesse in den Aderwänden und beschleunigt damit die Arteriosklerose.
- führt durch das giftige Atemgas Kohlenmonoxid zu einer schlechteren Sauerstoffversorgung der Gehirnzellen.

Stress lass nach!

Psychischer Dauerstress erhöht den Blutdruck sowie den Cholesterinwert. Dass diese beiden Faktoren die Arteriosklerosebildung in den Adern fördern, haben Sie bereits erfahren. Wie Wissenschaftler der Berliner Charité im Jahre 2003 nachweisen konnten, wirkt Stress aber noch auf andere Weise gefäßschädigend: Unter Stress produziert der Körper vermehrt einen bestimmten Signalstoff (ICAM-1), der die Immunzellen im Blut »klebriger« macht. Dadurch wandern sie leichter in die Aderwand ein und beschleunigen so die Plaquebildung.

Welche Entspannungsmethode ist für mich geeignet? Probieren Sie es aus – Volkshochschulen und Sportvereine bieten vielfältige Kurse an.

Heilbare Demenzformen

Etwa zehn Prozent der Demenzen sind potenziell heilbar, da sie auf Ursachen zurückgehen, die sich unter Umständen beheben lassen. Diese so genannten sekundären Demenzen zu erkennen und zu behandeln ist natürlich Sache des Arztes. Dennoch ist es gut, wenn man als Patient bzw. Angehöriger diese Möglichkeit zumindest im Blick hat. Denn nicht immer stellt der Arzt eine sekundäre Demenz fest – oder die Diagnose kommt oftmals auch so spät, dass sich die Symptome nicht mehr komplett zurückbilden.

Medikamente und Drogen

Eine Vielzahl von Medikamenten kann zu Demenzsymptomen führen:

- Mittel gegen Depressionen
- Angst- und spannungslösende Medikamente
- Blutdrucksenkende Medikamente
- Mittel gegen Herzrhythmusstörungen
- Hustenmittel
- Antibiotika

Wenn Sie das jeweilige Medikament weglassen oder gegen ein anderes austauschen, können die Demenzanzeichen verschwinden.

Diese Liste ist längst nicht vollständig, dürfte aber bereits klar machen, dass der Arzt sehr genau überprüfen muss, ob die Demenzsymptome nicht eventuell von einem Medikament hervorgerufen werden. Sollte sich dies bestätigen, so lassen sich die Symptome oft durch ein Weglassen des Medikaments oder einen Austausch gegen ein anderes Mittel beseitigen.

Tumoren

Auch verschiedene Tumoren können Demenzsymptome herbeiführen:

- Hirntumoren (Gliome, Meningiome)
- Lymphdrüsenkrebs (Lymphom)
- Karzinome
- Blutkrebs (Leukämien)

Gelingt es, den Tumor durch Operation, Bestrahlung und/oder Chemotherapie zu reduzieren oder zu beseitigen, so können sich auch die Demenzsymptome zurückbilden.

Stoffwechselerkrankungen

Die Häufigkeit von Stoffwechselerkrankungen legt es nahe, bei Demenzsymptomen stets auch diese Möglichkeit im Hinterkopf zu haben. Zu den Demenz verursachenden so genannten metabolischen Erkrankungen zählen:

- Schilddrüsenüberfunktion/-unterfunktion (Hyperthyreose/Hypothyreose)
- Unterzuckerung des Blutes (Hypoglykämie) z. B. als Folge von Tumoren (selten), häufiger im Rahmen der Behandlung eines Diabetes Mellitus z. B. mit Insulin
- Erhöhung oder Senkung des Natriumgehalts in den Körperflüssigkeiten (Hypernatriämie/Hyponatriämie)
- Zu hohe Kalziumkonzentration im Blut (Hyperkalzämie), die Folge verschiedener Erkrankungen sein kann
- Nierenversagen (Niereninsuffizienz)
- Leberversagen
- Morbus Cushing (meist durch Tumoren der Nebennierenrinde ausgelöste erhöhte Stresshormonwerte und ihre Folgen)
- Addison-Krankheit (Fehlen der Nebennierenrindenhormone, meist ausgelöst durch eine Autoimmunreaktion, bei der das körpereigene Abwehrsystem die Zellen der Nebennierenrinde zerstört)
- Ungenügende Leistung des Vorderlappens der Hirnanhangsdrüse (Hypopituitarismus). Der Verlauf ist oft schleichend und führt zur Abnahme zahlreicher Hormone im Körper
- Wilson-Krankheit, die durch Anreicherung von Kupfer im Gewebe zu toxischen Schäden in der Leber und dem Gehirn führen kann (Fachausdruck: hepato-lentikuläre Degeneration)

Der Schlag auf den Kopf und seine Wirkung

Es leuchtet spontan ein, dass auch eine direkte Gewalteinwirkung auf den Kopf zu Schäden führen kann, die sich in Form einer Demenz äußern. Noch häufiger als eine Demenz findet man beispielsweise bei Boxern allerdings einen Morbus Parkinson, der ebenfalls eine neuro-degenerative Erkrankung wie die Alzheimererkrankung darstellt. Treten die Funktionseinbußen unmittelbar nach einem Unfall auf, so wird jeder den Zusammenhang sofort erkennen. Tü-

Autounfall mit Folgen – oft Monate später können noch Demenzsymptome auftreten, wenn der Kopf verletzt wurde.

ckisch dagegen ist das so genannte subdurale Hämatom in seiner chronischen Form. Dabei handelt es sich um Blutungen, die in den Zwischenraum zwischen Gehirn und Schädelknochen eingetreten sind. Kurz nach der meist nicht allzu starken Gewalteinwirkung kann es hier zu einer Bewusstseinstrübung kommen, die jedoch schnell wieder verschwindet. Hieran schließt sich oft eine beschwerdefreie Zeit an, die Tage, Wochen oder auch Monate dauern kann, bevor Symptome auftreten, die an eine Demenzerkrankung erinnern. Dass man bei so langen Zeiträumen nicht mehr unbedingt an den Unfall als Ursache denkt, liegt auf der Hand.

Infektionen als weitere Ursache

Theoretisch kann jede Infektion des Gehirns zu Demenzsymptomen führen. Im Einzelnen sind es: die durch Bakterien, Viren, Parasiten oder Pilze ausgelöste Gehirnentzündung (Enzephalitis) sowie die Gehirnhautentzündung (Meningitis). Zunehmend häufiger sieht man Demenzen auch bei Patienten mit AIDS (HIV-Infektion). Möglich sind Demenzsymptome auch bei der so genannten Neurosyphilis, der Spätfolge der Geschlechtskrankheit Syphilis im Gehirn.

Es kann im Gehirn auch zu einer Abszessbildung (mit Eiter gefüllter Hohlraum) kommen. Dabei können die Eiterbakterien aus einer Ohr- oder Nasennebenhöhlenentzündung stammen oder auch aus dem Herzen ins Gehirn eingeschwemmt werden.

Zusammenhang zwischen Giftstoffen und Demenzerscheinungen

Zu schweren Demenzsymptomen kann es auch kommen durch Umwelt- und Industriegifte wie Blei, Mangan, Quecksilber, Arsen, Lösungsmittel und Insektengifte. Abzuklären ist in diesem Zusammenhang auch stets, ob der Patient chronisch zu hohe Alkoholdosen zu sich nimmt, da auch diese das Gehirn schädigen und zu einer Demenz führen können.

Zu wenig Vitamine

Die so genannte Wernicke-Enzephalopathie ist eine Thiamin-Mangelerkrankung. Thiamin (oder Vitamin B_1) ist ein wasserlösliches Vitamin, von dem wir - keine besonderen Belastungen vorausgesetzt - etwa 1 bis 1,5 Milligramm täglich mit der Nahrung aufnehmen müssen. Bei erhöhtem Verbrauch durch anstrengende körperliche Arbeit (auch Sport), hohen Tee-, Kaffee- und ganz besonders Alkoholkonsum oder eine verschlechterte Aufnahme des Vitamins aus dem Darm kann es jedoch leicht zu einem Mangel kommen. Auch in diesem Fall können sich Demenzsymptome entwickeln.

Darüber hinaus können auch eine Vitamin-B_{12}-Mangelerkrankung, die so genannte perniziöse Anämie, Mangel an Folsäure sowie Vitamin B_6 (Pellagra) eine Demenz hervorrufen (siehe auch Seite 39).

Wenn sich Wasser im Hirn staut: Normaldruck-Hydrozephalus

Der Normaldruck-Hydrozephalus ist eine Sonderform des Wasserkopfes (Hydrozephalus), die vor allem bei älteren Menschen vorkommt. Bei den Betroffenen ist der normale Abfluss des Nervenwassers aus den Hohlräumen des Gehirns gestört. Bei Kindern und Jugendlichen sind die Schädelknochen noch nicht fest miteinander verwachsen und können auseinanderweichen; der klassische »Wasserkopf« entsteht. Beim Erwachsenen sind die Nähte zwischen den Schädelknochen jedoch bereits fest geschlossen. Folge davon ist eine Ausdehnung der mit Gehirnwasser (Liquor) gefüllten Hohlräume, die auf die Gehirnmasse drücken und die Demenzsymptomatik auslösen kann. Die Bezeichnung »Normaldruck-Hydrozephalus« kommt daher, dass einmalige Messungen des Hirndrucks zwar normale Werte ergeben, dass fortlaufende Messungen jedoch zeigen, wie der Druck sich rhythmisch

Anders als viele glauben kann ein »Wasserkopf« auch im fortgeschrittenen Erwachsenenalter vorkommen.

wiederkehrend erhöht. Die Ursache dieser Abflussstörung ist oft nicht auszumachen. Sie kann jedoch auch aufgrund von Hirnblutungen (Subarachnoidalblutung) oder einer Hirnhautentzündung entstehen.

Weitere reversible Formen der Demenz

Demenzen können zudem bei verschiedenen psychiatrischen Erkrankungen wie Depressionen, Schizophrenie und anderen Psychosen auftreten. Das gleiche gilt - wenngleich seltener - für die so genannte Whipple-Krankheit des Darmes, der eine Bakterieninfektion zugrunde liegt sowie für die folgenden verschiedenen Systemerkrankungen mit Beteiligung des Immunsystems:

- Sarkoidose
- Autoimmunvaskulitis
- Systemischer Lupus erythematosus
- Multiple Sklerose

Zwei kompliziertere Varianten der Demenz

Es gibt noch zwei wichtige Demenzformen, die wir Ihnen hier ebenfalls kurz vorstellen wollen: die Rede ist von der so genannten Demenz mit Lewy-Körperchen sowie der Frontotemporalen Demenz. Erstere bildet nach wie vor eine Herausforderung für den behandelnden Arzt - in der Abgrenzung nämlich zur Alzheimer Krankheit. Letztere ist im Anfangsstadium ebenfalls schwierig gegenüber einem Morbus Alzheimer abzugrenzen.

Demenzen mit Lewy-Körperchen

Bei den so genannten Lewy-Körperchen handelt es sich um Eiweißablagerungen in Gehirnzellen, die eigentlich typisch sind für die Parkinsonkrankheit. Diese führt zu den für diese Krankheit

typischen Symptomen wie kleinschrittiger Gang, Bewegungsstarre und Zittern der Gliedmaßen.
Doch das Auftreten von Lewy-Körperchen im Gehirn ist nicht allein auf Parkinsonpatienten beschränkt. Studien haben gezeigt, dass diese Ablagerungen auch eigenständig vorkommen und eine Demenz auslösen können, dass sie aber häufig auch zusätzlich zu den typischen Alzheimer-Ablagerungen (Amyloid-Beta) zu finden sind. Im Falle der Parkinsonkrankheit befinden sich die Lewy-Körperchen in der so genannten »schwarzen Substanz« (Substantia nigra), einem Bereich des Mittelhirns, der für die Koordination von Bewegungen, die Körperhaltung und das Gleichgewicht zuständig ist. Bei Demenzen mit Lewy-Körperchen (DLB, dementia with lewy bodies) befinden sich die Ablagerungen hingegen in der Großhirnrinde, dem Sitz unseren Denkens und Erinnerns.
Auch wenn die Abgrenzung zwischen der Alzheimer Demenz und jener mit Lewy-Körperchen nicht immer ganz einfach ist - besonders in der Frühphase der Demenz - so gibt es doch drei Symptome, die sich bei DLB aufgrund der Lage der Ablagerungen besonders ausgeprägt zeigen:

- Starke Schwankungen der geistigen Leistungsfähigkeit und Aufmerksamkeit
- wiederkehrende optische Halluzination von besonderer Deutlichkeit
- plötzlich auftretende Bewegungsstörungen wie bei der Parkinsonkrankheit

Die Abgrenzung von Demenzen mit Lewy-Körperchen gegen Parkinson durch den Mediziner ist wichtig, da die falsche Medikation den Zustand verschlimmern kann.

Die Unterscheidung zwischen Alzheimer und DLB ist nicht etwa nur von akademischem Interesse, sondern immens wichtig für die Behandlung der betroffenen Patienten. So hat sich gezeigt, dass so genannte Neuroleptika - häufig verordnete beruhigende Medikamente gegen Geisteskrankheiten - die Bewegungsstörungen verschlimmern und das Sterberisiko von DLB-Patienten auf das Doppelte bis Dreifache erhöhen!

Verlauf der Frontalhirn-Demenz

Der vordere Teil des Großhirns (Frontalhirn) ist so etwas wie die Kontrollinstanz unseres Verhaltens. Kommt es hier zu Ausfällen – aufgrund verschiedener Mechanismen wie Ablagerungen des Tau-Proteins etwa gehen herdförmig Gehirnzellen zugrunde – so hat dies meist starke Auswirkungen auf die Persönlichkeitsstruktur. Der Wandel im Verhalten des Betroffenen ist zwar in der Regel schleichend, dafür aber massiv. So umfasst er unter anderem ein gestörtes Sozial- und Sexualverhalten, das Auflösen von Essgewohnheiten und sonstigen Routinetätigkeiten sowie den Verlust des Einfühlungsvermögens. Je nach dem Ort der Herde können auch Sprachstörungen im Vordergrund stehen. Der schleichende Verlauf sowie die sprachlichen Ausfälle weisen in der Anfangsphase eine gewisse Ähnlichkeit mit Alzheimer auf. Im späteren Verlauf sind die Persönlichkeitsänderungen jedoch meist so massiv, dass eine Verwechslung selten ist. Die Patienten sterben im Durchschnitt vier bis fünf Jahre nach der Diagnose.

Bei der Frontalhirn-Demenz sterben Patienten im Durchschnitt vier bis fünf Jahre nach der Diagnose.

Die Begleitsymptome von Demenzen

Oft schon bevor es zu Einbußen der Gedächtnisleistung kommt, zeigen sich bei den Erkrankten seelische Störungen und Änderungen ihres normalen Verhaltens sowie körperliche Einschränkungen. Diese können zwar prinzipiell in allen Phasen der Demenzerkrankung auftauchen, sind aber dennoch oft typisch für verschiedene Krankheitsstadien.

Psychische Störungen – Verlust sozialer Bindungen

Etwa sechs von zehn Demenzpatienten leiden häufig schon vor der Diagnosestellung unter Depressionen, Wahnvorstellungen und Angst. Und lange vorher ziehen sich die Betroffenen schon aus ihren angestammten sozialen Verflechtungen zurück.

Depressionen und Angstzustände

Mit einer Häufigkeit von 30 bis 50 Prozent (je nach Studie) sind depressive Symptome und der Rückzug aus dem sozialen Umfeld die am weitesten verbreiteten und frühesten Anzeichen einer Demenzerkrankung. Von allen Patienten mit depressiven Symptomen leiden jedoch nur etwa 15 Prozent an »echten« Depressionen mit einer Dauer von mindestens 14 Tagen. Häufiger sind depressive Verstimmungen eher leichten Schweregrades, die oft dadurch auftreten, dass sich der Betroffene überfordert fühlt.

Bei depressiven Verstimmungen älterer Menschen sollte der Arzt auch immer an eine beginnende Demenz denken.

Schwere der Depression

Depressionen werden in verschiedene Schweregrade eingeteilt – leicht, mittel und schwer.
Bei einer leichten bis mittelschweren Depression zeigen sich mindestens zwei der folgenden Symptome:

- Ständige Niedergedrücktheit
- Interessenlosigkeit
- schnelle Ermüdbarkeit

Für das Vorhandensein einer schweren Depression müssen alle drei Kriterien erfüllt sein. Zusätzlich müssen von den folgenden Kriterien für eine leichte Depression mindestens zwei, bei mittelschweren mindestens drei und bei schweren Depressionen mindestens vier zutreffen:

- Mangelndes Konzentrationsvermögen
- Reduzierte Aufmerksamkeit
- Verringertes Selbstwertgefühl und Selbstvertrauen
- Schuldgefühle
- Pessimismus
- Selbstmordgedanken
- Schlafstörungen
- Appetitlosigkeit

Ebenso wie Depressionen treten Angstzustände vor allem in der frühen Phase auf, um danach wieder abzunehmen. Allerdings lassen sich solche Symptome in späteren Stadien oft nur schwer feststellen, da dem Patienten dann häufig die Ausdrucksmöglichkeiten fehlen. Zudem können depressive Symptome wie Antriebsarmut bis hin zur Apathie Folge von organischen Abbauprozessen im Gehirn sein und nicht – wie dies bei einer Depression der Fall ist – auf Störungen im Gleichgewicht der Nervenbotenstoffe zurückgehen. Hier gestaltet sich die Abgrenzung für den Mediziner naturgemäß schwierig.

Verständliche Angst

Dass der Demenzkranke Angstgefühle entwickelt, weil er bemerkt, wie er allmählich bestimmte Fähigkeiten verliert, ist nur natürlich. Oft stehen dabei die Sorge um die finanzielle Lage, die Angst vor dem Alleinsein aber auch ganz allgemein vor der Zukunft im Vordergrund. Umso wichtiger ist es, dass er von einem intakten und starken sozialen Umfeld aufgefangen wird. Arzt, pflegende Angehörige und später auch fremde Betreuungspersonen müssen hier ein dichtes Netzwerk flechten, um einen reibungslosen Austausch untereinander und somit die bestmögliche Pflege für den Kranken zu gewährleisten.

Wahnvorstellungen und Halluzinationen

Die Entstehung von Wahnvorstellungen in späteren Krankheitsphasen lässt sich gut verstehen, wenn man versucht, sich in die Lage eines Demenzkranken hineinzuversetzen. Er kann sich an soeben Erlebtes nicht mehr erinnern, weiß nicht mehr, wo bestimmte Gegenstände – die er selbst verlegt hat – abgeblieben sind, kann Gespräche um sich herum nicht mehr verstehen. Dass er da gewissermaßen als Schutzreflex anderen schuldhaftes Verhalten vorwirft, um sich nicht mit der eigenen Unzulänglichkeit auseinander setzen zu müssen, ist plausibel. Solche Wahnvorstellungen können zum Beispiel bedeuten, dass der Demente seinen Pfleger beschuldigt ihn, zu bestehlen oder seine Angehörigen, sie würden ihn be-

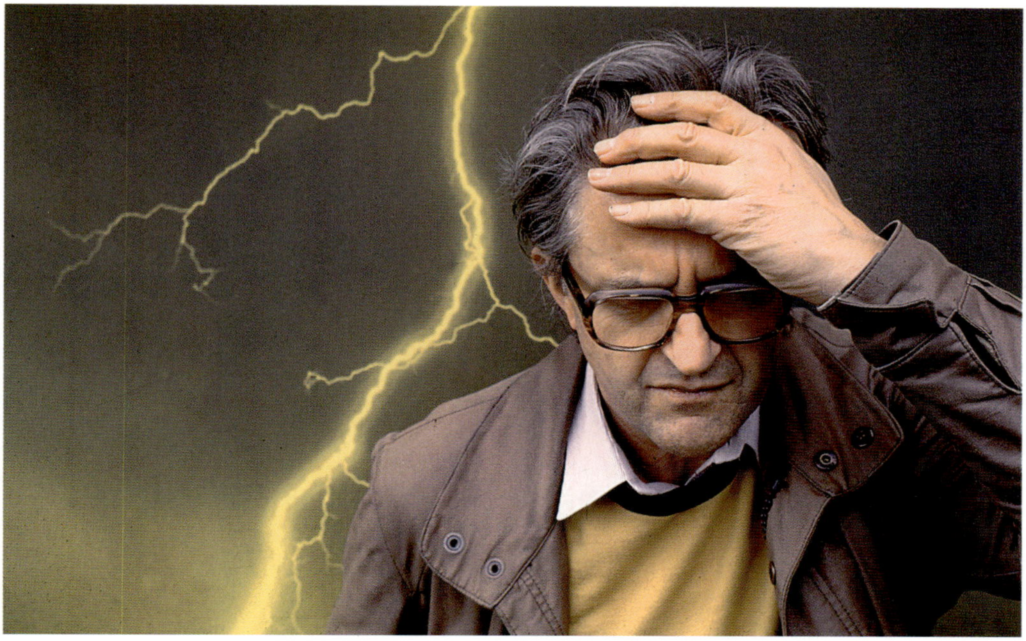

lügen. Allerdings finden sich Wahnvorstellungen nur bei etwa drei von zehn Demenzkranken und treten nur sporadisch auf. Halluzinationen in Form von akustischen und optischen Bedrohungen sind mit einer Häufigkeit von 15 bis 20 Prozent noch seltener als Wahnstörungen.

Vor allem in den späteren Phasen der Krankheit treten häufig Wahnvorstellungen auf, die den Umgang mit dem Erkrankten schwierig gestalten.

Schlafstörungen

Sieben von zehn Demenzkranken leiden unter Schlafstörungen. Ein Umstand, der vor allem den pflegenden Angehörigen zu schaffen macht. Dass ältere Menschen oft weniger Schlaf benötigen als jüngere, ist bekannt. Dies resultiert zum Teil daraus, dass Ältere sich tagsüber oft weniger bewegen und deshalb ein geringeres Schlafbedürfnis haben. Zudem halten viele auch tagsüber gerne mal ein Nickerchen, was natürlich den Schlafdruck am Abend verringert. Im Rahmen einer Demenz aber kommt es oft zu einer kompletten Verschiebung des Tag-Nacht-Rhythmus. Zudem verändert sich die so genannte Schlafarchitektur dahin gehend, dass die Tiefschlafanteile abnehmen, die des »Traumschlafs« (REM-Schlaf) jedoch zunehmen. Als Konsequenz davon sind die Patienten tagsüber schläfrig, schlafen abends schlecht ein und haben nachts häufig längere Wachzeiten.

Auch das kleine »Nickerchen« tagsüber verringert den Schlafdruck am Abend.

Unruhe, Aggressionen, Apathie

Ebenfalls sehr belastend für die betreuenden Personen sind Unruhezustände des Dementen sowie damit oft eng gekoppelt ein aggressives Verhalten gegenüber seinem sozialen Umfeld. Die Unruhe äußert sich meist darin, dass der Patient wie getrieben umherwandert, gelegentlich laut schreit, den Bezugspersonen Gewalt androht oder auch ausübt. Dabei kann es auch zu sexueller Enthemmung oder selbstzerstörerischem Verhalten kommen. Das Umherwandern taucht bei bis zu 50 Prozent der Fälle auf.

Im fortgeschrittenem Stadium der Krankheit kommt es häufig zu unvermittelten Stimmungschwankungen mit Wutausbrüchen oder Weinkrämpfen. Ursache dieser Verhaltensweise können beispielsweise Wahnvorstellungen und Halluzinationen sein.

Häufig mit Unruhezuständen – aber auch Wahnvorstellungen und Halluzinationen – verbunden sind die bei jedem vierten Dementen auftretenden Fehlinterpretationen der Umwelt. Beim so genannten Phantom-Boarder-Syndrom denkt der Patient, es seien andere Personen mit im Raum, die tatsächlich aber gar nicht vorhanden sind. Andere Phänomene dieser Art sind:

- Der Demente ist fest davon überzeugt, dass Geschehen im Fernsehgerät spiele sich gerade tatsächlich »live« in seinem Beisein ab.

- Der Demenzkranke erkennt sich selbst im Spiegel nicht mehr.
- Er denkt, sein Ehepartner sei eine gänzlich andere Person.
- Obgleich er in der eigenen Wohnung ist, denkt er, er befinde sich in einer fremden Umgebung.

Möglich, vor allem in der frühen und mittleren Krankheitsphase, ist auch das genaue Gegenteil: Der Patient verfällt in völlige Apathie, nimmt nicht mehr an gemeinsamen Tätigkeiten teil, redet kaum noch und zeigt eine ausdruckslose Mimik. Auch diese Störung tritt bei etwa 50 Prozent der Demenzkranken auf.

Von dem typischen rastlosen Umherwandern sind bis zu 50 Prozent der dementen Patienten betroffen.

Körperliche Beschwerden

Die folgenden Symptome sind größtenteils nicht im eigentlichen Sinne körperliche Beschwerden, da sie auf die fortschreitende Zerstörung verschiedener Gehirnareale zurückzuführen sind. Dass wir sie unter dieser Rubrik aufführen, hat zwei Gründe: Zum einen äußert sich ein Teil der Beschwerden tatsächlich körperlich, wie z. B. die Inkontinenz. Zum anderen fehlt uns schlicht ein geeigneter Begriff, um etwa epileptische Anfälle oder aber Sprachstörungen - die ja ein wesentlicher Bestandteil der Demenz sind - sinnvoll in einen anderen Zusammenhang zu stellen.

Epileptische Anfälle

Während in der Gesamtbevölkerung nicht einmal jeder Hundertste unter epileptischen Krampfanfällen leidet, sind es unter den Alzheimerpatienten je nach Studie zwischen 6 und 22 von hundert, bei der Multiinfarktdemenz 17 von hundert.

Epileptische Anfälle äußern sich in einer totalen Verkrampfung der Skelettmuskulatur oder aber einem schnellen Wechsel von Krampf und Entspannung (Schütteln). Sie gehen oft mit einem Bewusstseinsverlust einher und können dadurch zum Sturz und der damit verbundenen Gefahr von Knochenbrüchen führen.

Epileptische Anfälle gehen oft mit Bewusstseinsverlust einher. Sie können zum Sturz führen, was die Gefahr von Knochenbrüchen deutlich erhöht.

Inkontinenz

Ein häufiges Phänomen bei Demenzkranken ist Inkontinenz – das ungewollte Einnässen –, das im mittleren Demenzstadium bis zu 60 Prozen der Patienten, im Endstadium nahezu jeden Patienten betrifft. Durch den Abbau von Gehirnzellen, die für die Kontrolle der Blasenentleerung notwendig sind, kann der Betroffene zwar noch den Harndrang wahrnehmen, das Einnässen jedoch nicht mehr durch bewusstes »Anhalten« verhindern.

Wie Sie als pflegender Angehöriger mit dem Kranken ein Toilettentraining absolvieren können, lesen Sie auf Seite 122ff.

Sowohl für den Betroffenen als auch für die Pflegenden noch belastender ist sicher die Stuhlinkontinenz. Ein gesunder Mensch kann den Drang zur Darmentleerung im Normalfall länger hinauszögern, da er den entsprechenden Muskel ganz bewusst kontrollieren kann. Nicht so der Demenzkranke. Vor allem nach Mahlzeiten oder dem Genuss heißer Getränke kommt es deshalb bei vielen Dementen zum Abgang von Stuhl ins Bett oder in die Kleidung.

Verstopfung

Im fortgeschrittenen Stadium einer Demenz leidet mehr als jeder zweite Demente unter Verstopfung (Obstipation), wobei Frauen häufiger betroffen sind als Männer. Ob die Hirnschädigungen durch die Demenzerkrankung oder der allgemein schlechtere Zustand der Betroffenen (vor allem die Ernährungssituation) dafür verantwortlich sind, ist noch ungeklärt. Sicher ist aber, dass eine chronische Verstopfung nicht nur die Gesamtheit der Hirnleistungen beeinträchtigen kann, sondern dass sie auch häufig zu unkontrollierten Stuhlabgängen führen und damit die Pflegesituation extrem erschweren kann.

Sprachstörungen

Wir haben bereits erwähnt, dass gesprochene und geschriebene Sprache jene Medien sind, die nicht nur der Kommunikation mit anderen dienen. Sprache ist weitaus mehr: Sie ist die Basis unseres Denkens. Wer rechnen, schreiben, lesen will, benötigt Sprache als Mittler. Wer Handlungen planen will, kann dies nicht ohne Sprache tun. Letztlich ist sogar das Bild unserer eigenen Persönlichkeit ein Nebeneffekt unseres Sprachverständnisses.

Wer sich das vor Augen hält, kann vielleicht verstehen, was mit Demenzkranken geschieht: Sie verlieren nach und nach ihr Sprachverständnis und damit auch die Fähigkeit sich auszudrücken. Sie verstehen nicht mehr, was ihr Gegenüber meint, können ihre eigenen Gefühle nicht mehr in Worte fassen. Schließlich können sie sogar nicht einmal mehr mit sich selbst sprechen und sind nicht mehr in der Lage, sich als Individuum wahrzunehmen. Alle anderen Auswirkungen der Hirnschädigungen sind dramatisch und tragisch. Der Verlust der inneren Sprache aber ist der Tod des Individuums. Denn er bedeutet, dass weder eine Kommunikation nach außen noch eine nach innen - mit sich selbst - stattfinden kann.

Der Verlust nicht nur der Sprache, sondern auch des Sprachverständnisses bedeutet das Ende jeder Individualität.

Probleme mit der Koordination

Bei sieben von zehn Demenzkranken treten irgendwann Störungen beim normalen Gehen auf - die Betroffenen machen dann nur noch kleine Schritte, beginnen zu schlurfen. Zunehmend werden die Patienten auch steif und haben irgendwann Probleme, aus dem Bett zu kommen oder vom Stuhl aufzustehen. Das erhöht für sie natürlich wiederum das Risiko zu stürzen und sich einen langwierigen Bruch zuzuziehen.

Bewegungsstörungen zeigen sich bei vaskulären Demenzen (z. B. nach einem Schlaganfall) sofort bzw. früh, bei der Alzheimer Krankheit dagegen meist erst in einem späten Stadium, und für Demenzen mit Lewy-Körperchen sind sie geradezu typisch. Das Auftreten von Bewegungsstörungen ist damit für den Mediziner auch ein wichtiges Merkmal zur Unterscheidung der Demenzformen.

Störungen der Koordination sind typisch für Demenzen mit Lewy-Körperchen.

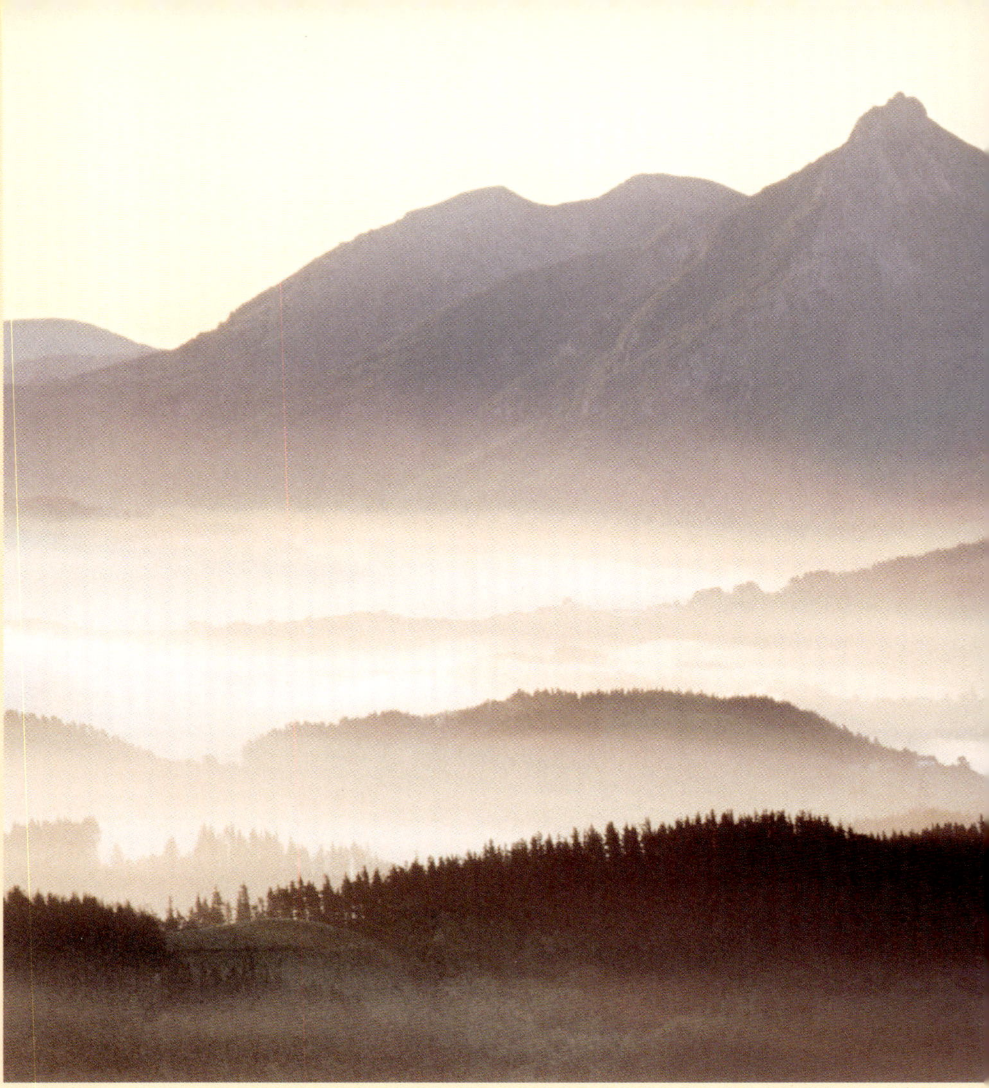

Vom ersten Verdacht zur gesicherten Diagnose

Wir wollen Ihnen in diesem Kapitel den optimalen Ablauf auf dem Weg zu einer gesicherten Diagnose erläutern und aufzeigen, worin die Unterschiede zwischen »normaler« Vergesslichkeit und einer Demenz liegen bzw. woran man diese erkennen kann.

Den Besuch beim Arzt nicht hinauszögern

Es gibt viele gute Gründe, beim Auftauchen von Demenzsymptomen möglichst frühzeitig ärztliche Hilfe in Anspruch zu nehmen: Je früher...

- ... eine mögliche sekundäre Demenz (siehe Seite 53) erkannt wird, desto besser stehen die Chancen, dass sie beseitigt werden kann.
- ... primäre Demenzen behandelt werden, desto größer die Verzögerung des Verfalls.
- ... Angehörige über die Krankheit aufgeklärt werden, desto besser können sie sich auf den Betroffenen einstellen und eventuell über Selbsthilfegruppen Beistand finden.

Nur eine rechtzeitige Diagnosestellung sichert die bestmögliche Versorgung einer Demenzerkrankung.

Der erste Eindruck

Besteht der Verdacht auf Störungen der Hirnleistung, so kann sich der Arzt auf einfache Weise einen ersten Eindruck verschaffen. Um einen Hinweis auf mögliche Bewegungsstörungen zu bekommen, wird der Arzt den Patienten bitten, aufzustehen, einige Schritte umherzugehen und sich wieder zu setzen. Dann wird der Arzt das Seh- und Hörvermögen überprüfen und dem Patienten einige Fragen stellen, die erste Hinweise auf eine vorliegende Gedächtnisstörung liefern können.

Diese Fragen können zum Beispiel folgendermaßen lauten:

- Lesen Sie Zeitung und wenn ja, welche?
- Welches Buch haben Sie zuletzt gelesen?
- Was sehen Sie sich im Fernsehen am liebsten an?
- Welche Nachrichtensendungen sehen Sie im Fernsehen oder hören Sie im Radio?
- Wer ist zur Zeit gerade Bundespräsident?

Ebenfalls erste Hinweise auf den Stand des Erinnerungsvermögens kann der Arzt mit weiteren einfachen Tests erhalten, indem er den Patienten beispielsweise eine Rechenaufgabe durchführen lässt (»Zählen Sie bitte von 100 in Siebenerschritten rückwärts«) oder ihn die Monate des Jahres vor- oder rückwärts aufsagen lässt. Ergibt sich aus den genannten Untersuchungen weiterhin ein Verdacht auf eine Demenzerkrankung, so wird der Arzt die Untersuchungen vertiefen.

Fragen zur Krankengeschichte

Mit relativ einfachen Fragestellungen kann der Arzt bereits erste Verdachtsmomente genauer einordnen; danach wird er eventuell Folgeuntersuchungen veranlassen.

Natürlich wird der Mediziner seinen Patienten auch nach dessen Vorgeschichte (Vorerkrankungen, Medikamenteneinnahme, sonstige Beschwerden) fragen sowie seiner Einschätzung der eigenen Gedächtnisleistung und ob sie gegenüber früher abgenommen hat. Es geht bei der zuletzt genannten Frage nicht um einen objektiven Befund. Dafür gibt es weitere Tests, die wir Ihnen im Folgenden noch erläutern werden. Der Arzt versucht mit diesen Fragen vielmehr zu erfahren, wie der Zustand des Patienten einmal war. Nur so kann er abschätzen, wie groß der bisherige Verlust von Fähigkeiten ist und wie weit fortgeschritten die Erkrankung bereits ist.
Ergiebiger als die Befragung des Patienten sind hier aber oft die Einschätzungen der Angehörigen oder naher Freunde, die mögliche Veränderungen von außen häufig objektiver wahrnehmen. Ein Glücksfall ist es natürlich, wenn der Arzt den Patienten bereits seit Jahren kennt und deshalb auch auf seine eigenen Beobachtungen zurückgreifen kann.

Laboruntersuchungen geben weiteren Aufschluss

Um den Ursachen näher auf den Grund gehen zu können muss der Arzt auch eine Blutprobe nehmen und diese im Labor untersuchen lassen. Dazu gehört ein so genanntes Blutbild mit Differenzialblutbild, bei dem neben anderen die roten Blutkörperchen (Erythrozyten; Retikulozyten), Blutplättchen (Thrombozyten), der Hämoglobinwert sowie die Werte der verschiedenen Arten von

weißen Blutkörperchen (Leukozyten) ermittelt werden. Dazu gehört aber auch eine Blutsenkung, die Werte der so genannten Elektrolyte (Natrium, Kalium, Kalzium, Chlorid), die Leber- und Nierenwerte, Zucker, die Schilddrüsenhormone sowie die Vitamin B_{12}- und Folsäure-Serumspiegel. Unter Umständen muss der Arzt noch weitere Untersuchungen des Blutes vornehmen lassen wie zum Beispiel auf giftige Schwermetalle, die von Zecken übertragenen Borreliose-Bakterien, Drogen und andere.
In bestimmten Fällen wird auch zusätzlich eine Untersuchung der Gehirn-Rückenmark-Flüssigkeit (Liquor) nötig werden, nämlich dann, wenn:

- die Demenzsymptome vor dem 55. Lebensjahr auftreten,
- der Verdacht auf eine Infektion des Zentralnervensystems besteht,
- der Patient an einem Tumor leidet, der Tochtergeschwulste bildet,
- das Immunsystem unterdrückt ist,
- sämtliche auf andere Art ermittelten Fakten kein klares Bild ergeben.

Welche Hirnleistungstests es gibt

Mittlerweile existieren mehrere Kurztests, mit deren Hilfe der Hausarzt das Vorliegen einer Demenz sowie deren Schweregrad beurteilen kann. Die am häufigsten verwendeten Tests sind der so genannte Mini-Mental-Status-Test (MMST), der Uhren-Mal-Test sowie ein Test zur Untersuchung der Instrumentellen Aktivitäten des täglichen Lebens (IADL). Alle drei Tests finden Sie im Anhang ab Seite 160 ohne Auswertung, da diese der Arzt vornehmen muss.

Die drei gebräuchlichsten Tests zur Erkennung einer Demenzerkrankung finden Sie im Anhang ab Seite 160.

Im MMST soll der Patient einfache Fragen beantworten wie beispielsweise »In welchem Land befinden wir uns?«, soll versuchen, sich an bestimmte Wörter zu erinnern, Gegenstände benennen und einen Satz genau wiederholen. Für die einzelnen Ergebnisse gibt es Punkte, die dann in der Auswertung den Grad der demenziellen Ausfälle ergeben.

Ergänzend bietet sich der Uhren-Mal-Test an, bei dem der Patient in einen Kreis eine Uhr einzeichnen soll. Dabei wird zum Beispiel bewertet, ob die Zahl 12 oben steht und ob die Uhr zwei Zeiger hat. Weiteren Aufschluss über den Zustand des Patienten gibt der IADL, bei dem Fragen nach dem täglichen Leben gestellt werden, ob der Patient beispielsweise noch allein öffentliche Verkehrsmittel benutzen oder eigenständig einkaufen gehen und kochen kann. Darüber hinaus gibt es eine Vielzahl von Tests, die entweder einzelne Symptome genauer unter die Lupe nehmen – wie etwa möglicherweise vorliegende Wahnvorstellungen – oder wesentlich umfangreicher als die genannten sind und ein größeres und detaillierteres Gesamtbild ergeben. Diese werden jedoch überwiegend nicht vom Hausarzt, sondern in klinischen Einrichtungen oder durch spezialisierte Fachärzte angewendet.

Mit verschiedenen Tests versucht der Arzt herauszufinden, was die Betroffenen im Alltag noch selbst ausführen können.

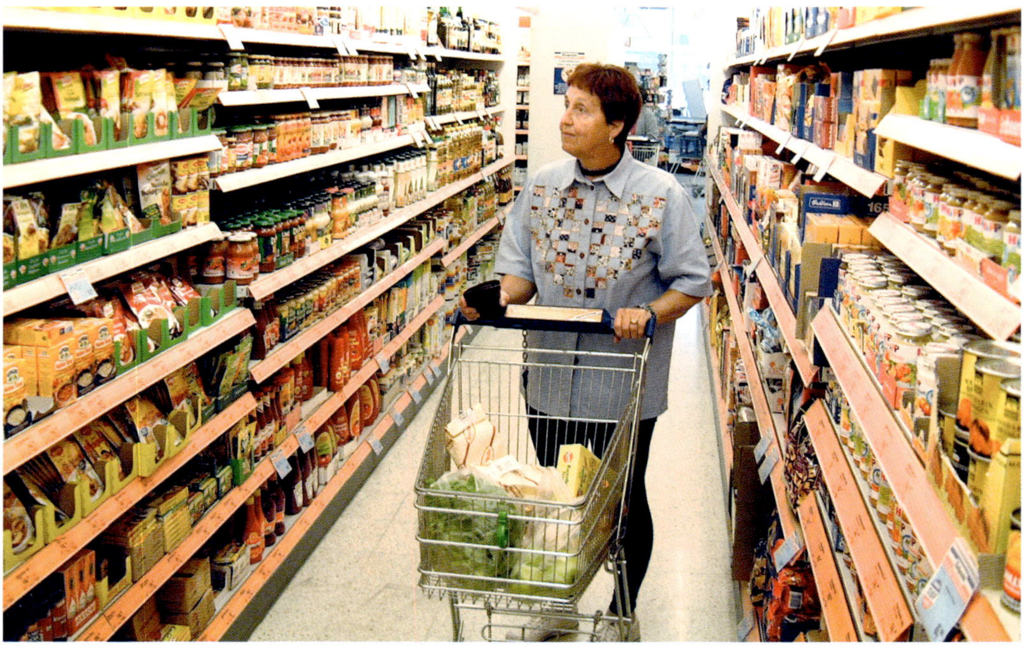

Nächster Schritt: die internistische Untersuchung

Um die Gesamtlage beurteilen zu können und eventuelle Risikofaktoren zu minimieren sowie andere Grunderkrankungen als Ursache auszuschließen, ist ein internistischer Gesamtcheck des Patienten sinnvoll. Dabei sollte das Herzkreislaufsystem mittels Elektrokardiogramm (EKG) untersucht werden. Zudem empfehlen sich Blutdruck- und Ultraschallmessungen der das Hirn versorgenden Blutgefäße.

Die apparativen Verfahren: CT und MRI

Unverzichtbar für eine detaillierte Abklärung der Ursachen ist eine Computertomographie (CT), wobei der Schädel von allen Seiten schichtweise mit Röntgenstrahlen durchleuchtet wird. Mittels der so erhaltenen CT-Bilder lassen sich die Ursachen für sekundäre Demenzformen wie Normaldruck-Hydrozephalus, Blutungen und Tumoren sicher diagnostizieren (siehe Seite 54 ff.). Möglicherweise lassen sich im CT auch bereits Schäden erkennen, die auf eine vaskuläre Demenz hindeuten. Diese lassen sich jedoch besser mittels einer Magnetresonanz-Tomographie (MRT) erfassen. Zeigt sich hingegen im CT oder auch im MRT ein Zelluntergang im so genannten Hippokampus, der einen wesentlichen Anteil an der Gedächtnisbildung hat, so ist dieser Befund typisch für eine Alzheimererkrankung.

Elektroenzephalogramm (EEG) – Mittel der Wahl bei Krampfanfällen

Ebenfalls wichtig für die exakte Diagnose ist das Elektroenzephalogramm (EEG), besonders wenn es im Vorfeld schon zu Krampfanfällen gekommen ist. Ferner gibt es typische EEG-Muster bei bestimmten Erkrankungen, die auch Demenzsymptome hervorrufen können. Dies sind unter anderem die Creutzfeldt-Jakob-

Krankheit, Schädigungen des Gehirns durch Leberschäden sowie durch Herpesviren ausgelöste Hirnentzündungen.

Weitere bildgebende Verfahren

Die Spezialverfahren PET und SPECT kommen nur selten und nur bei speziellen Fragestellungen zum Einsatz.

Unter Umständen können noch weitere spezielle Tomographieverfahren eingesetzt werden, um genauer zwischen Alzheimer, vaskulären Demenzen, Frontalhirn-Demenz und Demenz mit Lewy-Körperchen zu unterscheiden. Die Rede ist von der Positronenemissions-Tomographie (PET), der Single-Photonen-Emissions-Computertomographie (SPECT) sowie der funktionellen Magnetresonanz-Tomographie. Diese Verfahren stehen jedoch nur in speziellen Zentren zur Verfügung und sind zum Teil sehr teuer. Sie kommen deshalb nur selten und nur bei speziellen Fragestellungen zum Einsatz.

Diagnosekriterien

Sie haben in diesem Buch bisher einiges über die verschiedenen Demenzformen, die Risikofaktoren sowie die möglichen Begleitsymptome erfahren. Im Folgenden wollen wir diskutieren, welche Bedingungen erfüllt sein müssen, damit der Arzt die Diagnose »Demenz« stellen kann. Es gibt dafür verschiedene Kriterienkataloge. Die folgenden Angaben beziehen sich auf zwei von ihnen: das DSM-IV (Diagnostisches und statistisches Manual Psychischer Störungen in der 4. Version), das von der Amerikanischen Psychiatrischen Assoziation herausgegeben wird, und den ICD 10 (International Classification of Diseases and Related Health Problems), den die Weltgesundheitsorganisation WHO veröffentlicht.
Danach liegt eine Demenz nur dann vor, wenn folgende Kriterien erfüllt sind:

1. Es muss eine Gedächtnisstörung nachweisbar sein.
2. Mindestens eine der folgenden Störungen muss bestehen: eine zentrale Sprachstörung, Störungen in den Bewegungsabläu-

fen, Nichterkennen von Gegenständen, stark eingeschränkte Fähigkeit zum Planen, Organisieren und Abstrahieren.

3. Der Patient kann bestimmte normale Alltagstätigkeiten nicht mehr ausführen.
4. Die Diagnose Delir (Psychose mit unter anderem Halluzinationen, Aufmerksamkeits- und Orientierungsstörungen) muss ausgeschlossen sein.
5. Die Symptome dürfen nicht von einer endogenen Depression (ohne äußere Ursache auftretende Depressionen) oder einer Schizophrenie (Geistesstörung mit vielfältigen Symptomen, unter anderem einer gestörten Ich-Wahrnehmung) herrühren.

Bloße Vergesslichkeit oder doch Demenz?

Wie wichtig es ist, eine Demenz rechtzeitig zu erkennen und zu behandeln, haben wir bereits mehrfach erwähnt. Doch wo liegen die Grenzen zwischen der normalen Alltagsvergesslichkeit und der Frühform einer Demenz? Welche Anzeichen sind es, die mich hellhörig machen sollten in Bezug auf mich selbst, meine Angehörigen, aber auch Freunde und Arbeitskollegen?

Keine Angst: Nicht jede Schusseligkeit lässt gleich auf eine Demenz schließen! Lesen Sie hierzu die nächsten beiden Seiten.

Die folgende Aufstellung soll Ihnen dabei helfen, ein Gespür dafür zu entwickeln, was in diesem Zusammenhang noch als »normal« zu betrachten ist und was einer genaueren Abklärung bedarf. Sie wird einigen von Ihnen vielleicht zu denken geben und zu einem Arztbesuch ermutigen - denken Sie dabei bitte immer daran: je früher die Diagnose und die darauf folgende Behandlung einer Demenzerkrankung einsetzen, desto besser ist es für den Betroffenen.

Unsere Aufstellung wird aber auch vielen Lesern ganz gewiss die Angst nehmen, dass ihre »Schusseligkeit« ernstere Ursachen haben könnte. Sie ist damit auch so etwas wie ein Selbsttest:

Sich in einer fremden Stadt zu orientieren fällt vielen Menschen schwer. Ein Demenzkranker findet dagegen nicht einmal mehr den Weg vom Kiosk um die Ecke nach Hause.

»Nur« vergesslich oder erste Anzeichen einer beginnenden Demenzform?

- Mal wieder den Schlüssel vergessen? Kein Problem. Es sei denn, Sie hätten ihn an einem völlig unpassenden Ort wie in der Mikrowelle, im Eisfach oder Backofen »verlegt«.
- Wenn Ihnen das Essen anbrennt, weil Sie zwischendurch was anderes gemacht und es daraufhin vergessen haben, so ist das zwar peinlich und nervig, aber noch kein Zeichen von Demenz. Der Demente fragt sich angesichts der Bescherung im Kochtopf hingegen, wer das denn angerichtet habe – dass er kochen wollte, weiß er nicht mehr.
- Jeder verläuft sich mal in einer fremden Stadt oder weiß in einer fremden Wohnung nicht mehr, wo die Toilette ist. Ein Demenzkranker findet hingegen den Weg vom Supermarkt um die Ecke nach Hause nicht mehr, muss lange suchen, bis er in seiner eigenen Wohnung die Waschmaschine findet.
- Wie hieß noch mal Knochenschwund im Medizinerjargon? Es liegt Ihnen bestimmt auf der Zunge... Typisch für jedermann, kein Problem. Wer aber einfache Wörter aus der Alltagssprache wie Toaster oder Fahrrad nicht mehr erinnert und stattdessen umständliche Umschreibungen zur Benennung wählt, sollte sich in eine ärztliche Untersuchung begeben.
- Wem passiert es nicht, dass er mal zwei verschiedene Socken anzieht oder die Wildlederschuhe, obwohl doch Regen angesagt ist? Demente aber gehen beispielsweise im Bademantel zum Zeitungskiosk oder tragen bei sommerlichen 30 Grad einen Pelzmantel.
- Wir alle haben wohl manchmal keine Lust auf gar nichts – Null-Bock-Stimmung. Im Normalfall gibt sich das aber bald wieder. Das gilt nicht für demente Menschen. Sie können über lange Zeiträume jede Lust auf den Job sowie Freizeitaktivitäten verlieren. Selbst gut gemeinte Animationsvorschläge bringen da nichts.

- Namen, Geburtstage, Termine – ein dreifach Hoch allen, die immer alles parat haben. Hier ab und zu das eine oder andere zu vergessen, ist nur allzu menschlich. Wenn sich so etwas aber auffallend häuft, sollte man auch andere Ursachen in Betracht ziehen.
- Das Wetter kann einem die Laune manchmal ganz schön vermiesen... im Fenrsehen kommt auch nichts Sinnvolles... und obendrein haben die Müllmänner ausgerechnet meine Tonne wieder nicht geleert! Da ist allgemeiner Trübsinn angesagt. Dann aber die Wende: eine Freundin ruft an und überbringt eine Einladung zu einer Feier – die Stimmung steigt, alles ist wieder okay. Bei Dementen wechselt hingegen die Stimmung oftmals schlagartig, und das vor allem ohne jeden erkennbaren Grund.
- Nicht jeder kann mit Geld umgehen und verzählt sich schon mal beim Einkaufen. Demenzkranke können selbst einfache Rechnungen nicht mehr ausführen und geben der Kassiererin deshalb oft lieber gleich ihre Geldbörse hin.
- Unsere Persönlichkeit wächst bzw. verändert sich im Laufe unseres Lebens. Doch ist sie im Allgemeinen eher konstant. Bei Dementen ändert sich die Persönlichkeit dagegen oft abrupt: Ein einst toleranter Mensch wird plötzlich fanatisch oder ein stets offener und freundlicher Zeitgenosse fällt plötzlich durch sein eigenbrötlerisches und grantiges Verhalten auf.
- »Dampfschifffahrtsgesellschaftskapitän« rückwärts zu buchstabieren stellt für uns alle eine echte Herausforderung dar. Demente hingegen haben aber bereits Probleme, einfache Wörter wie »Radio« oder »Essen« rückwärts zu buchstabieren – und manchmal gelingt ihnen dies nicht mal mehr vorwärts.
- Ein geistig gesunder Mensch hat keine Probleme, eine Uhr korrekt aufzuzeichnen. In einem bestimmten Stadium weiß der demente Mensch vielleicht nicht einmal mehr, dass die Zwölf oben steht.

Ein geistig gesunder Mensch hat keine Probleme, eine Uhr korrekt aufzuzeichnen. In einem bestimmten Stadium weiß der demente Mensch vielleicht nicht einmal mehr, dass die Zwölf oben steht.

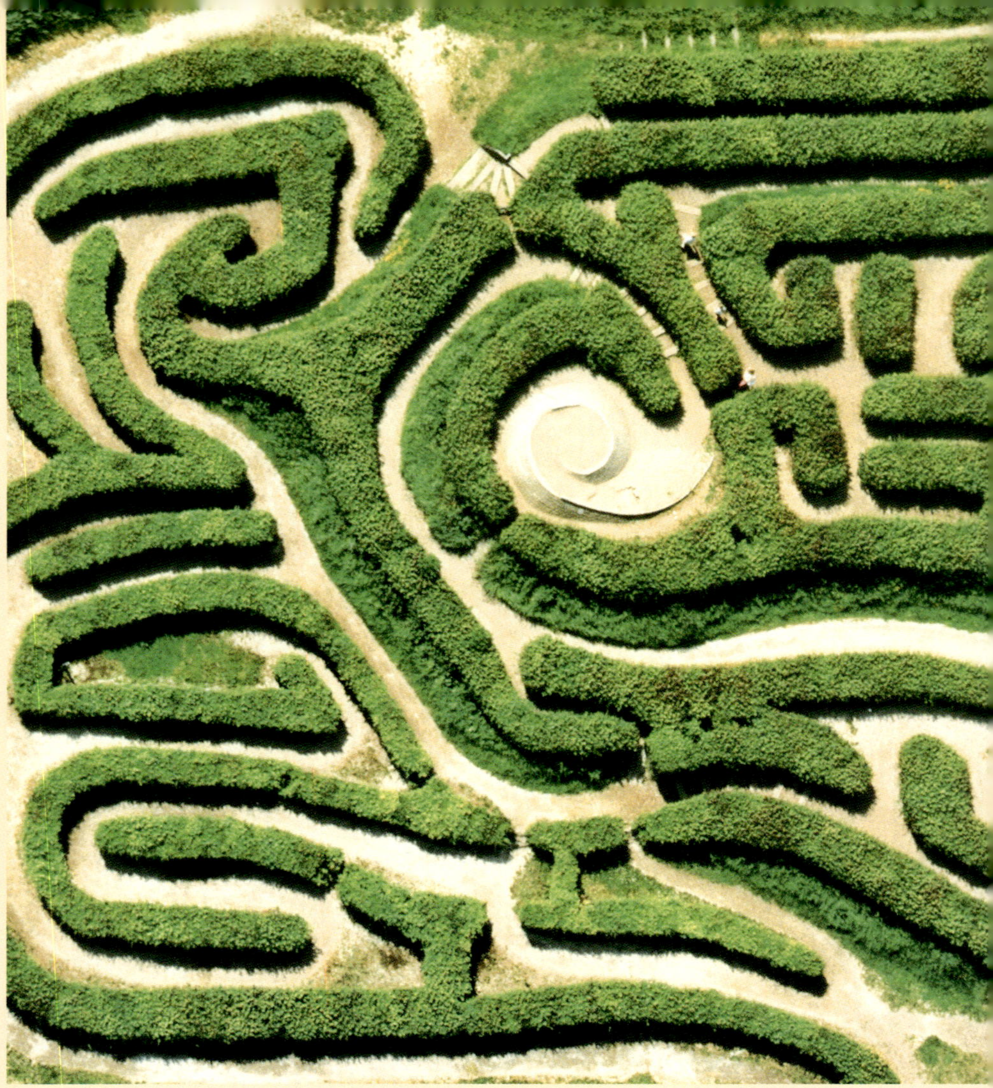

Therapie von Demenzen

Bei der Behandlung von Demenzkranken geht es um weit mehr als nur das Kurieren einzelner Symptome. Sie muss stets den gesamten Menschen im Auge behalten und zwei wesentliche Ziele verfolgen: Die Lebensqualität des Patienten und seine Möglichkeiten der Alltagsbewältigung zu verbessern bzw. diese so lange wie möglich auf dem jeweils bestmöglichen Niveau zu erhalten.

Der Behandlungsplan – erster Schritt nach der Diagnose

Um diese Ziele zu verwirklichen, muss der behandelnde Arzt im Anschluss an die gesicherte Diagnose einen Gesamtplan für die Behandlung erstellen und mit dem Kranken sowie seinen Angehörigen abstimmen. Da Demenz eine Krankheit fast ausschließlich des fortgeschrittenen Alters ist, leiden die meisten Patienten unter weiteren gesundheitlichen Störungen, die oft ebenfalls behandelt werden müssen. Deshalb, und weil andere Grunderkrankungen ebenfalls zu Symptomen sekundärer Demenz führen können, ist eine abgeschlossene internistische Diagnostik und Therapie die Basis eines jeden Behandlungsplans.

Natürlich nimmt auch die Behandlung mit Arzneimitteln einen wichtigen Stellenwert ein. Dazu gehören jene Mittel gegen etwaige Grunderkrankungen, Mittel zur Steigerung der Hirnleistung (Nootropika bzw. Antidementiva) und Psychopharmaka zur Behandlung von Depressionen und Verhaltensauffälligkeiten.

Doch im Sinne eines ganzheitlichen Behandlungskonzeptes wird der Arzt noch eine Menge weiterer Maßnahmen hinzufügen:

- Der Arzt muss die aktuelle Lebenssituation und das soziale Umfeld seines Patienten einbeziehen und im Sinne einer psychischen Stabilisierung und Förderung je nach Krankheitsstadium Änderungen bzw. Verbesserungen anraten.
- Der Patient und seine Angehörigen müssen über eine gesunde und altersgerechte Ernährung informiert werden. Der behandelnde Arzt wird auch eine etwaige Ernährungsumstellung empfehlen und hierzu kompetente Ansprechpartner nennen können.
- Nach Möglichkeit sollte der Demente einem angepassten Bewegungstraining zugeführt werden.

Nach Möglichkeit sollte mit dem Demenzpatienten immer auch ein Bewegungstraining gemacht werden, das seinem Zustand angepasst ist.

- Im Rahmen der Verlaufsbeobachtung ermöglichen regelmäßige Tests dem Arzt, den Krankheitsverlauf seines dementen Patienten genau zu erfassen. So kann er auf Änderungen des Krankheitsstatus jederzeit angemessen reagieren (z. B. durch Anpassung der Medikation, nichtmedikamentöse Verfahren oder eine Änderung der Betreuung).
- Ziel sollte auch sein, eine Form der Kommunikation zu finden, die Patient, Angehörige und Arzt zu einem Team mit gemeinsamen Zielen werden lässt.

Welche Medikamente kommen zum Einsatz?

Gerade bei älteren Menschen, die naturgemäß häufiger auf die Einnahme von Medikamenten angewiesen sind, treten drei- bis siebenmal häufiger als bei Jüngeren unerwünschte Nebenwirkungen in diesem Zusammenhang auf. Obendrein fallen diese dann oft auch noch heftiger aus. Die Gründe, warum sich die Arzneimittelwirkungen bei Älteren nur schwer abschätzen lassen, sind vielfältig und in alterstypischen aber dennoch individuell unterschiedlichen Veränderungen zu finden: Zum einen kann die Aufnahme des Medikaments aus dem Darm gegenüber jungen Menschen verändert sein, weil beispielsweise die Austauschfläche im Darm kleiner geworden ist. Ebenfalls verändern kann sich der Stoffwechsel, wenn Enzyme weniger effektiv arbeiten und die Leber von weniger Blut durchflossen wird. Auch die Verteilung der Wirkstoffe im Körper kann vollkommen anders aussehen als bei jungen Leuten, weil der alternde Körper weniger Flüssigkeit und in Relation zur Muskelmasse mehr Fett enthält. Zudem ist die Ausscheidung reduziert, so dass Medikamente bzw. ihre Stoffwechselprodukte länger im Körper verbleiben als bei jungen Menschen.

Weil die Nebenwirkungen bei Älteren nur in weiten Grenzen kalkulierbar sind, muss der Arzt mit noch mehr Bedacht an die Auswahl geeigneter Medikamente herangehen als bei jungen Patienten.

Grundregeln der Medikation

Es gibt deshalb einige Grundregeln für die Verschreibung von Medikamenten für ältere Menschen im Allgemeinen und Demenzkranke im Besonderen zu beachten. Der Arzt sollte:

- die Anzahl der verschriebenen Mittel möglichst gering halten und sich dabei stets fragen, ob der Nutzen des Medikaments die Risiken aufwiegt.
- bei der Auswahl stets die veränderte Wirkungsweise im Körper älterer Menschen beachten.
- auf Wechselwirkungen mit anderen Mitteln und Mikronährstoffen (Vitamine, Mineralstoffe) achten.
- ein möglichst einfaches Anwendungsschema (wenige, regelmäßige Einnahmen) auswählen.
- bequeme und auf etwaige Behinderungen (Feinmotorik, Sehschärfe) zugeschnittene Anwendungen verschreiben.

Die Anzahl der verschriebenen Medikamente sollte möglichst gering sein.

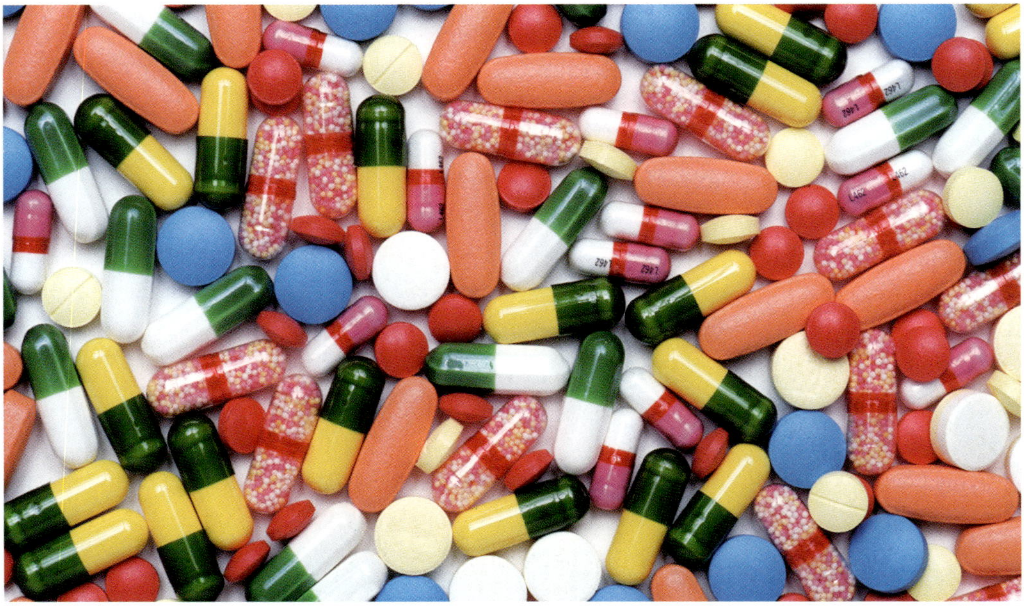

- Medikamente auswählen, die für den Patienten leicht zu unterscheiden sind.
- dem Patienten leicht verständliche Informationen über die Medikamente und den Nutzen des jeweiligen Mittels geben.
- bei Demenzkranken stets die betreuenden Personen einbeziehen, so dass sie die Einhaltung des Therapieschemas überwachen können (am besten erfolgt dies mit Hilfe von einfachen, schriftlichen Anweisungen).
- regelmäßig Wirkungen und etwaige Nebenwirkungen der Medikation überprüfen und dokumentieren.

Medikamente der ersten Wahl

Bei rechtzeitigem Einsatz können die Wirkstoffe der ersten Wahl den Krankheitsverlauf um etwa 40 bis 50 Wochen verzögern.

In den Leitlinien der Universität Witten/Herdecke für die medikamentöse Behandlung der Demenz werden drei Substanzen als empfehlenswert genannt, da sie die geistige Leistungsfähigkeit verbessern bzw. das Fortschreiten der Demenz verzögern und die Aktivitäten im Alltag verbessern - und das bei vertretbaren Nebenwirkungen. Für alle drei ist die Wirksamkeit jedoch nur für leichte bis mittelschwere Fälle bzw. Stadien belegt, und nur für diese Fälle sind sie zur Behandlung zugelassen. Bei rechtzeitigem Einsatz können sie den Krankheitsverlauf aber um etwa 40 bis 50 Wochen verzögern.

Die drei Wirkstoffe - Donepezil, Galantamin und Rivastigmin - gehören zur Gruppe der so genannten Cholinesterase-Hemmer. Diese verhindern den Abbau des Nervenbotenstoffes Acetylcholin, der durch die demenzbedingten Abbauprozesse nur noch unzureichend gebildet wird, und erhöhen damit die Verfügbarkeit dieses für die Gedächtnisfunktion so wichtigen Überträgerstoffes im Gehirn. Die folgenden Angaben zu den einzelnen Medikamenten sind zum größten Teil den oben genannten Leitlinien entnommen.

Kurzer Steckbrief der drei Cholinesterase-Hemmer

Wirkstoff:	Donepezil	Galantamin	Rivastigmin
Handelsname:	z. B. Aricept®	z. B. Reminyl®	z. B. Exelon®
Anwendungsform:	Filmtabletten	Filmtabletten, Lösung	Lösung, Hartkapseln
Anwendung:	1x täglich	2x täglich	2x täglich
Dosierung:	Meist 5 – 10 mg	Meist 16 – 24 mg	Meist 6 – 12 mg
Häufigste Nebenwirkungen:	Übelkeit, Erbrechen, Durchfall, Schlaflosigkeit in 10 bis 17 Prozent der Fälle.	Übelkeit, Erbrechen, Durchfall in bis zu 35 Prozent der Fälle (häufig zu Beginn der Behandlung, klingt in der Weiterbehandlungsphase meist ab, bzw. die Beschwerden bessern sich). In 5 bis 11 Prozent der Fälle kommt es zu einem anhaltenden Gewichtsverlust.	Übelkeit, Erbrechen, Durchfall in 27 bis 35 Prozent der Fälle (häufig zu Beginn der Behandlung, klingt in der Weiterbehandlungsphase meist ab, bzw. die Beschwerden bessern sich).

Der Arzt sollte die Behandlung mit den genannten Mitteln immer dann abbrechen, wenn:

- die Demenzsymptome sich nach drei bis sechs Monaten nicht gebessert oder sogar deutlich verschlimmert haben,
- die Nebenwirkungen den Patienten stark beeinträchtigen,
- eine Zeit ohne die Medikamente zeigt, dass sie nicht länger die gewünschte Wirkung erbringen.
- der Patient bettlägerig wird oder mit ihm keine Kommunikation mehr möglich ist.

Wundermittel Aspirin? Nicht ganz, aber bei einer bestimmten Demenzform kann es sehr gute Dienste leisten.

Um das Fortschreiten bei vaskulären Demenzen zu verhindern, empfiehlt die oben erwähnte Leitlinie einen Klassiker, der sich nicht nur als Kopfschmerz-, Rheuma- und Fiebermittel, sondern auch als Medikament zur Prophylaxe nach erfolgtem Herzinfarkt und Schlaganfall einen Namen gemacht hat: Acetylsalicylsäure, besser bekannt als Aspirin oder ASS. Dieser Wirkstoff reduziert die Neigung der Blutplättchen (Thrombozyten) zu verklumpen und kann dadurch das Fortschreiten der durch Mikro- und/oder Makroinfarkte ausgelösten Demenz verhindern bzw. hinauszögern. Auch hierzu ein kurzer Steckbrief:

Wirkstoff:	**Acetylsalicylsäure**
Handelsname:	z. B. Aspirin®
Anwendungsform:	Tabletten, Kapseln, Retardkapseln, Brausetabletten, Kautabletten, Pulver
Anwendung:	1x täglich
Dosierung:	Meist 75 – 325 mg
Häufigste Nebenwirkungen:	Magen-Darm-Beschwerden, verstärkte Blutungsneigung.

Medikamente der zweiten Wahl

Es gibt auch noch eine Reihe weiterer Substanzen, die jedoch nicht allen Kriterien für die erste Gruppe der empfehlenswerten Mittel entsprechen. Denn um als empfehlenswert im Sinne der Leitlinien zu gelten, muss die Substanz in klinischen Studien und in hinreichend vielen Fällen gezeigt haben, dass sie sowohl Gedächtnisleistung als auch die alltäglichen Fähigkeiten verbessert und obendrein keine gefährlichen Nebenwirkungen hat. Für die folgenden Mittel gilt entsprechend, dass sie mindestens eines der Kriterien nicht erfüllen.

Das bedeutet jedoch nicht, dass die Mittel keine Berechtigung hätten. Es ist daher jederzeit möglich, dass neue oder bessere Studien die eine oder andere Substanz plötzlich in den Rang eines empfehlenswerten Medikaments erheben. Zudem können sie sicher in Einzelfällen hilfreich sein, oder - falls die Medikamente der ersten Wahl nichts ausrichten - sogar die letzte Möglichkeit, überhaupt noch etwas zu bewirken. Dazu kommt, dass die heute als Wirksamkeitsnachweis geforderten Studien sehr aufwändig und somit auch sehr teuer sind. Für ein Präparat, das nicht mehr unter Patentschutz steht, findet sich daher niemand, der die Kosten der Studie bezahlt. So wird vielleicht das eine oder andere seit langem bekannte und eingesetzte Mittel ohne wissenschaftlichen Wirksamkeitsnachweis bleiben, was nicht automatisch bedeutet, dass es nicht wirkt!

Im Folgenden finden Sie die einzelnen Mittel in Form eines etwas erweiterten Steckbriefs, der auch die erwiesenen Wirkungen beinhaltet:

Wirkstoff:	Ginkgo biloba
Handelsname:	z. B. Alz®
Anwendungsformen:	Lösung, Filmtabletten, Tropfen, Injektionslösung, Dragees
Anwendung:	3x täglich
Dosierung:	meist 120 – 240 mg
Nebenwirkungen:	Magen-Darm-Störungen, selten Blutungen.
Hinweis:	Studien haben ergeben, dass die Pflanzenextrakte aus den Blättern des Ginkgobaumes zwar die Gedächtnisleistung verbessern können. Dass sie aber auch die Funktionen des täglichen Lebens verbessern, konnte noch nicht eindeutig gezeigt werden.

Wirkstoff:	**Vitamin E**
Handelsname:	z. B. Detulin®
Anwendungsformen:	Kapseln
Anwendung:	3x täglich
Dosierung:	meist 2000 internationale Einheiten (IU)
Häufigste Nebenwirkungen:	Stürze (14 %), Ohnmacht (7 %).
Hinweis:	Das fettlösliche Vitamin E verzögert zwar den Fortschritt der Demenz. Eine Verbesserung der Hirnleistung sowie der Alltagsfunktionen konnte jedoch bisher nicht nachgewiesen werden.

Wirkstoff:	**Memantin**
Handelsname:	z. B. Axura®/Ebixa Memantine®
Anwendungsformen:	Filmtabletten, Tropfen, Injektionslösung.
Anwendung:	2x täglich
Dosierung:	einschleichend auf etwa 10 mg am Tag
Nebenwirkungen:	von der Dosis abhängig: Schwindel, innere und motorische Unruhe, Übererregbarkeit und Halluzinationen in bis zu 10 Prozent der Fälle.
Hinweis:	Memantin ist ein aus dem Parkinson Medikament Amantadin abgeleitetes Medikament mit Muskeln entspannender, Antrieb und Aufmerksamkeit steigender Wirkung. In der EU ist es nur zur Behandlung der mittelschweren bis schweren Alzheimer Demenz zugelassen. Dass Memantin bei Dementen die Erinnerungsfähigkeit verbessert, konnte bisher nicht überzeugend nachgewiesen werden. Sicher ist jedoch, dass es die Alltagsfähigkeiten von Demenzkranken verbessern und die Pflegebedürftigkeit (Stichwort Inkontinenz) reduzieren kann.

Wirkstoff:	**Piracetam**
Handelsname:	z. B. Avigilen®
Anwendungsformen:	Filmtabletten, Lösung, Granulat, Injektionslösung, Lösung, Kapseln, Infusionslösung
Anwendung:	3x täglich 800 mg
Dosierung:	2400 mg, maximal pro Tag 4800 Milligramm oral bzw. 12 g als Infusion.
Häufigste Nebenwirkungen:	Unruhezustände, Schlafstörungen, Störungen des Magen-Darm-Trakts.
Hinweis:	Das Medikament soll die Durchblutung des Gehirns verbessern. Es gibt jedoch bisher keine überzeugenden Studien, die eine Verbesserung der Denkleistungen oder der Alltagsfähigkeiten belegen.

Wirkstoff:	**Nimodipin**
Handelsname:	z. B. Nimotop®
Anwendungsformen:	Filmtabletten, Infusionslösung.
Anwendung:	3x täglich
Dosierung:	meist 90 mg
Mögliche Nebenwirkungen:	Blutdruckssenkung, Herzrhythmusstörungen mit Abfall oder Anstieg der Herzfrequenz, Wasseransammlungen in den Beinen (periphere Ödeme), Schwindel, Schwächegefühl, Störungen des Magen-Darm-Trakts.
Hinweis:	Nimodipin gehört zu den Calciumantagonisten, einer Gruppe von Medikamenten, die sehr effektiv den Blutdruck senken können. Es ist zur Behandlung von leichten bis mittelgradigen Demenzen zugelassen. Auch hier gilt, dass eine Verbesserung der Denkleistungen oder der Alltagsfähigkeiten bisher nicht hinreichend belegt ist.

Wirkstoff:	**Lecithin**
Handelsname:	z. B. Altapharma Lecithin-Granulat®
Hinweis:	Lecithin wird in freiverkäuflicher Form unter anderem zur Verbesserung der Hirnleistung angepriesen. Da Lecithin eine Hauptquelle für Cholin darstellt – aus dem wiederum der Nerven-Botenstoff Acetylcholin besteht – ging man früher von einer positiven Wirkung aus. Studien haben dies jedoch nicht bestätigt.

Wirkstoff:	**Statine**
Handelsname:	z. B. Zocor®
Hinweis:	Statine senken deutlich den Cholesterinspiegel im Blut. Von dieser Gruppe der so genannten Lipidsenker konnte in den letzten Jahren in zahlreichen Studien gezeigt werden, dass sie sowohl das Herz-Kreislauf-Risiko als auch das Schlaganfallrisiko drastisch senken können – um 60 (Herz-Kreislauf) bzw. 17 Prozent (Schlaganfall). Es liegt also nahe anzunehmen, dass Statine auch das Risiko für Demenzen reduzieren. Für diese Annahme gibt es auch bereits Bestätigungen, jedoch noch keine »wasserdichten« Belege, so dass Statine in den Leitlinien zurzeit noch nicht zu den empfehlenswerten Medikamenten in Bezug auf Demenzerkrankungen gezählt werden.

Wirkstoff:	**Selegilin**
Handelsname:	z. B. Antiparkin®
Hinweis:	Selegilin ist ein Mittel gegen die Parkinsonkrankheit, bei der sich Nervenzellen in der so genannten schwarzen Substanz im Mittelhirn zurückbilden. Es gibt einzelne Studien, die positive Ergebnisse auch auf die Gedächtnisfunktionen bei Demenzen gezeigt haben. Zusammengenommen ergeben die Studien jedoch keine ausreichend belegte Wirkung. Gegen Demenzen wird Selegilin deshalb in den Leitlinien nicht empfohlen.

Wirkstoff:	**Dihydroergotoxin**
Handelsname:	z. B. Circanol®
Anwendungsformen:	Lösung, Tabletten, Kapseln, Tropfen, Brausetabletten
Anwendung:	3x täglich
Dosierung:	3 mg
Mögliche Nebenwirkungen:	Blutdrucksenkung (besonders bei Patienten mit niedrigem Blutdruck), Gangunsicherheit, Schwindel, Kreislaufstörungen (aufgrund der Blutdrucksenkung), leichte Kopfschmerzen.
Hinweis:	Dieser Wirkstoff ist ein Abkömmling des Mutterkornpilzes und gehört zu den so genannten Sekalealkaloiden. Dihydroergotoxin hat in zahlreichen Studien gezeigt, dass es die Gedächtnisleistung in höherem Alter positiv beeinflussen kann. Die Studien wurden jedoch an kleinen Patientengruppen durchgeführt, so dass immer noch strittig ist, ob die Verbesserungen im klinischen Alltag relevant sind. Der Wirkstoff ist zugelassen zur Behandlung des so genannten hirnorganischen Syndroms mit Niedergeschlagenheit, Schwindel, Verwirrtheit und Verhaltensstörungen. Bei Alzheimerpatienten hat das Mittel keine deutlichen Besserungen gezeigt.

Helfen Hormone gegen Demenz?

Seit den 70er-Jahren des 20. Jahrhunderts bekamen Frauen während und oft auch nach den Wechseljahren fast standardmäßig eine Kombination aus Östrogenen und Gestagenen verschrieben: diese sollten zur Linderung ihrer Wechseljahrsbeschwerden bzw. zur Vorbeugung z. B. von Herz-Kreislauf-Erkrankungen und Osteoporose beitragen. Es galt geradezu als Kunstfehler, wenn ein Arzt seiner Patientin im Klimakterium keine Hormone verschrieb. Einige Studien legten auch nahe, dass diese so genannte

Hormonersatztherapie (HRT = Hormone Replacement Therapy) auch vorbeugend gegen Demenzerkrankungen wirkt sowie milde Gedächtnisstörungen zu bessern vermag.

Seit zwei Jahren ist man von der Hormonersatztherapie für Frauen in den Wechseljahren fast ganz abgekommen.

Im Juni 2002 dann der Schock – sowohl für Frauen, die jahrelang die Hormone geschluckt hatten, als auch für die medizinische Welt: Ein Teil einer großen amerikanischen Studie – der so genannten WHI-Studie (Women's Health Initiative) mit gut 16 000 Frauen wurde nach fünf Jahren vorzeitig abgebrochen. Was waren die Gründe für das vorzeitige Ende dieser Studie?

Hormonersatztherapie birgt mehr Risiken als Nutzen

Eigentlich hatte man erwartet, dass die Studie ein durch die HRT verringertes Risiko vor allem für Schlaganfälle und Herzinfarkte ergeben würde. Doch genau das Gegenteil war der Fall! Unter den Frauen, die Hormone bekamen, traten gut 40 Prozent mehr Schlaganfälle und knapp 30 Prozent mehr Herzinfarkte auf als bei jenen Frauen, die ein so genanntes Placebo, ein Scheinmedikament erhielten. Obendrein war das Brustkrebsrisiko unter HRT um 26 Prozent höher als in der Placebogruppe.

Doch auch positive Effekte hatten sich gezeigt. So war das Risiko für Dickdarmkrebs um knapp 40 Prozent, das Bruchrisiko um 24 Prozent niedriger. Diese positiven Effekte aber konnten die negativen nicht wettmachen, so dass sich die Wissenschaftler für den Abbruch der Studie entschieden.

Eine ergänzende Studie zeigt doppelt so viele Demenzen

Gut 4.500 Frauen der WHI-Studie wurden im Rahmen der so genannten WHIMS-Studie (Women's Health Initiative Memory Study) zusätzlich bezüglich ihrer Gedächtnisleistungen untersucht. Und auch hier zeigte sich, dass die Risiken der HRT den Nutzen offenbar bei weitem überwiegen. Denn bei den beteiligten Frauen ab 65 zeigte sich nicht nur kein Nutzen bei milden Gedächtnisstö-

rungen. Das Demenzrisiko, und hier vor allem das Alzheimerrisiko, war unter HRT etwa doppelt so hoch wie unter Placebo.
Ganz vom Tisch sind die Hoffnungen, die HRT könne Demenzen vorbeugen, dennoch nicht. Manche Autoren wenden ein, dass die HRT normalerweise Frauen um die 50 verschrieben wird, während die Risikoerhöhung bei Frauen gefunden wurde, die erst mit 65 die Hormone bekommen hatten. Es könnte möglicherweise ein Zeitfenster geben, so eine Hypothese, in dem die HRT tatsächlich vorbeugend wirkt, während sie jenseits dieses Zeitfensters den gegenteiligen Effekt hat. Diesbezüglich, und wegen weiterer Einwände gegen die Auswertung, bleibt es abzuwarten, was weitere Analysen der Studie erbringen.
In der Praxis wird die Hormonersatztherapie seit dem Abbruch der Studie sehr zurückhaltend eingesetzt. Deutsche Fachverbände empfehlen Gynäkologen, die HRT wegen der oben angesprochenen Risiken nur bei starken Wechseljahrsbeschwerden und dann auch nur für einen begrenzten Zeitraum zu verschreiben.

Deutsche Fachverbände empfehlen Gynäkologen, die HRT wegen der angesprochenen Risiken nur bei starken Wechseljahrsbeschwerden und dann nur für einen begrenzten Zeitraum zu verschreiben.

Impfung gegen Alzheimer in Sicht?

Im Jahre 1999 schürten Schlagzeilen die Hoffnung, die Alzheimerkrankheit ließe sich vielleicht bald mit einer einfachen Impfung verhindern wie beispielsweise die Masern. Forschern der irischen Pharmafirma Elan war es gelungen, so genannte Alzheimer-Mäuse – die Tiere wurden gentechnisch so verändert, dass sie menschliche Amyloid-Plaques bilden – mit einem synthetischen Impfstoff erfolgreich gegen die Bildung dieser Ablagerungen zu impfen. Es zeigte sich, dass die Impfung das Entstehen der Plaques verhinderte und sogar bereits vorhandene Plaques beseitigte.
Die Firma testete den Impfstoff namens AN-1792 daraufhin an 80 Testpersonen erfolgreich auf seine Verträglichkeit und startete im Oktober 2001 Versuche an Alzheimerpatienten in den USA und Europa. Doch nachdem 360 Patienten behandelt und 15 von

ihnen schwere Hirnentzündungen entwickelt hatten, wurden die Versuche abgebrochen. Dennoch bedeutet das nicht das Ende der Hoffnung. Denn eine Untersuchung in Zürich hat gezeigt, dass AN-1792 weitgehendst so funktioniert hat, wie es geplant war: Der Impfstoff hat tatsächlich auch in den Patienten zu einer Immunantwort auf die krankhaften Abeta-Moleküle geführt. Noch unklar ist zwar, wie es zu den gefährlichen Nebenwirkungen kommen konnte. Die Forscher sind jedoch zuversichtlich, dass andere Varianten des Impfstoffs diese nicht mehr haben werden.

Medikamente wider die Begleitsymptome

Ab wann und inwieweit Begleitsymptome wie Depressionen, Angstzustände, Erregbarkeit, Aggressivität und andere mit Medikamenten behandelt werden sollten, lässt sich nur für den individuellen Fall entscheiden und ist Sache des Teams Arzt – Angehöriger/Pflegender – und, sofern er noch zur Kommunikation fähig ist, natürlich des Betroffenen selbst.

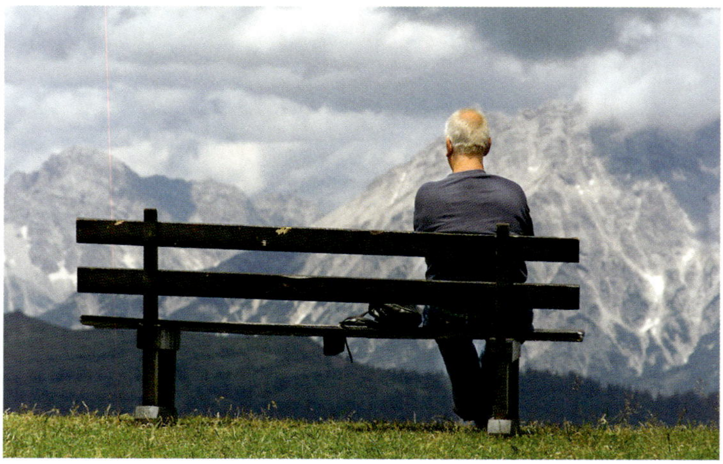

Die medikamentöse Behandlung von Begleitsymptomen muss der Arzt individuell festlegen.

Dennoch gibt es Kriterien, die eine Entscheidung erleichtern. So müssen zunächst andere mögliche Ursachen der Störung wie etwa körperliche Erkrankungen ausgeschlossen werden. Zudem sollte die Störung nicht nur sporadisch für kurze Zeiten auftauchen, sondern Tage oder Wochen andauern. Darüber hinaus sollte der Patient selbst die Störungen als Belastung wahrnehmen oder aber die betreuenden Personen übermäßig darunter leiden.

Depressionen und Angst

Bei nicht dementen Menschen mit depressiven Symptomen werden immer noch häufig so genannte trizyklische Antidepressiva verordnet – Medikamente der ersten Generation. Diese sind für Demenzkranke aber nur in seltenen Ausnahmefällen sinnvoll, da sie den bereits mehrfach erwähnten Nervenbotenstoff Acetylcholin hemmen und damit die Hirnleistung zusätzlich beeinträchtigen können.

Mittel der Wahl bei demenzbedingten mittelgradigen bis schweren depressiven Symptomen sind deshalb laut der erwähnten Leitlinien die neueren Serotonin-Wiederaufnahmehemmer (SSRI) Mirtazapin (Handelsname z. B. Remergil®) und Fluoxetin (Handelsname z. B. Fluctin®). Ebenfalls in Betracht kommen noch (andere Quellen):

- Mianserin (Handelsname z. B. Mianeurin®)
- Desipramin (Handelsname z. B. Pertofran®)
- Nortryptilin (Handelsname z. B. Nortrilen®)
- Dibenzepin (Handelsname z. B. Noveril®)
- Venlafaxin (Handelsname z. B. Trevilor®)
- Moclobemid (Handelsname z. B. Moclix®)
- Citalopram (Handelsname z. B. Cipramil®)
- Trazodon (Handelsname z. B. Thombran®) sowie
- Johanniskraut bei leichten bis mittelschweren Beschwerden, (Handelsname z. B. Jarsin®).

Bei der Wahl des Medikaments muss der Arzt natürlich stets die möglichen Neben- und Wechselwirkungen im Auge behalten sowie die Ausprägung der depressiven Symptomatik: Steht im Vordergrund eher Antriebslosigkeit, so kommen andere Präparate in Betracht als bei Patienten, bei denen Angstgefühle und Unruhe vorherrschen.

Agressivität, Wahnvorstellungen, Halluzinationen

Bei schweren Formen der Demenz bzw. in späten Stadien treten oft Erregungszustände und Angst, Wahnvorstellungen und Halluzinationen sowie damit häufig verknüpft Aggressionen in den Vordergrund. In der Praxis werden hier häufig so genannte Neuroleptika (z. B. Haloperidol) eingesetzt, die zwar keine dauerhafte Besserung, in akuten und schweren Fällen aber oftmals eine schnelle (und kurzfristige!) Linderung bringen.

Der Arzt sollte diese jedoch stets so niedrig wie möglich dosieren und das Neuroleptikum in erster Linie nach den Nebenwirkungen auswählen. Studien haben nämlich gezeigt, dass die Wirksamkeit der Substanzen sich kaum unterscheidet, wohl aber die Schwere der Nebenwirkungen.

Vor allem bei Patienten mit einer Demenz vom Typ Lewy-Körperchen (siehe Seite 58) kommt es unter Neuroleptika häufig zu ausgeprägt negativen Konsequenzen: Muskelsteife, Schläfrigkeit und Verwirrtheit. Und das sogar bei Dosierungen, die weit unter dem normalen Maß liegen. Hier sind die klassischen Neuroleptika also eher schädlich.

Die Gruppe der Benzodiazepine sollte auf Grund möglicher unerwünschter Nebenwirkungen nur in niedrigen Dosierungen zur Anwendung kommen.

Doch es gibt Alternativen – die so genannten atypischen Neuroleptika wie Clozapin (z. B. Elcrit®), Risperidon (z. B. Risperdal®) und Olanzapin (z. B. Zyprexa®). Diese gelten sowohl für Patienten mit Lewy-Körperchen-Demenz als auch für andere Demenzformen.

Eine Medikamentengruppe, die sowohl in Bezug auf Angstzustände durch Wahnvorstellungen als auch auf solche im Zusammenhang mit Depressionen theoretisch in Frage kommt, sind die Benzodiazepine (z. B. Diazepam/Valium®). Diese können beim Nichtdementen sehr wirkungsvoll Erregungs- und Angstzustände bekämpfen. Bei Demenzkranken dagegen bewirken selbst niedrige Dosierungen oft übermäßige Schläfrigkeit, depressive Verstimmungen, Koordinationsstörungen, Inkontinenz und möglicherweise eine Verschlechterung der Gedächtnisfunktionen. Falls der Arzt keine andere Möglichkeit mehr in der Hinterhand hat, so sollte er nur solche Benzodiazepine wählen, die schnell wieder aus dem Körper entfernt werden, also solche mit einer kurzen Halbwertszeit, und nur in niedrigen Dosierungen.

Schlafstörungen

Auch bei dementen Patienten haben sich die allgemein hilfreichen Regeln zur Schlafhygiene bewährt: Keine größeren Alkoholmengen oder große Mahlzeiten vor dem zu Bett Gehen, gewöhnen an einen regelmäßigen Zeitpunkt, vielleicht auch verbunden mit einem festen Ritual (das kann z. B. ein Nachtgebet sein), ein gut belüftetes und ruhiges Schlafzimmer usw. Manchmal genügt bereits ein bewährtes Hausmittel – etwa ein Glas warme Milch (vor dem Zähneputzen!). Doch das ist nicht die Regel.

Manchmal genügt bereits ein bewährtes Hausmittel – etwa ein Glas warme Milch (vor dem Zähneputzen!), um das Einschlafen zu erleichtern.

Bei länger andauernden Schlafproblemen wird der Arzt überlegen müssen, welche Medikamente in Frage kommen. Mittel der Wahl sind hier zunächst Zolpidem (Handelsname z. B. Bikalm), Zopiclone (Handelsname z. B. Optidorm) oder Chloralhydrat (Handelsname z. B. Chlorahydrat).

Falls aufgrund anderer Störungen wie Depressionen oder Erregungszustände ohnehin andere Medikamente wie Neuroleptika oder kurz wirksame Benzodiazepine verschrieben werden müssen, so sollte der Arzt zunächst abwarten, ob diese nicht bereits zu dem gewünschten Ergebnis führen. Falls die Symptomatik »Schlafstörungen« bereits bekannt ist, kann er die Mittel auch gleich entsprechend auswählen, um gewissermaßen zwei oder drei Fliegen mit einer Klappe zu schlagen. Ziel des Mediziners sollte es schließlich immer sein, so wenig Medikamente wie möglich zu verschreiben.

Kaffee als Einschlafhilfe?

Paradoxerweise kann bei manchen dementen Patienten eine Tasse Kaffee vor dem Zubettgehen für ein schnelles Einschlafen sorgen. Dies gilt besonders dann, wenn der Patient auf andere Schlafmittel mit Verwirrtheit und Unruhe reagiert hat. Gelegentlich muss auch ein Schlafmittel mit einer Tasse Kaffee eingenommen werden: durch die bessere Durchblutung des Gehirns, die das Koffein im Kaffee bewirkt, kann das Medikament erst seine Wirkung entfalten.

Bewegungsstörungen

Unsicherheiten beim Gehen oder Haltungsänderungen sollten nach Möglichkeit nichtmedikamentös mit gezielter Gymnastik bzw. Physiotherapie behandelt werden. Zudem muss der Arzt überprüfen, ob die Bewegungsstörungen eventuell durch Medikamente (z. B. Neuroleptika) verursacht sind. In diesem Fall ist die Medikation entsprechend abzuändern.

Falls bei Patienten mit einer Lewy-Körperchen-Demenz Muskelsteife und/oder eine Verlangsamung der Bewegungen auftreten, so kann der Arzt einen Behandlungsversuch mit Levodopa (auch L-Dopa genannt; Handelsname z. B. Dopadura®) unternehmen. Bei der Parkinsonkrankheit, die ja auch mit Lewy-Körperchen einhergeht, ist Levodopa das Mittel der Wahl und führt zu guten Erfolgen. Patienten mit Lewy-Körperchen-Demenz sprechen allerdings weniger gut auf das Mittel an. Zudem dürfen sie nur relativ geringe Dosen bekommen, da sie besonders zu Nebenwirkungen neigen. Dennoch: Einen Versuch ist es auf jeden Fall wert!

Andere Demenzpatienten - solche mit Alzheimer Krankheit oder einer vaskulären Demenz - können mit entkrampfenden Mitteln (Antispastika) wie beispielsweise Lioresal® oder Memantin behandelt werden. Wegen der geringen Rate von Nebenwirkungen ist hier oft Memantin der Wirkstoff der Wahl, zudem es darüber hinaus auch die Gedächtnisleistung zu verbessern vermag (siehe Seite 86).

Epileptische Anfälle

Epileptische Anfälle sind äußerst gefährlich für Demenzkranke. Denn sie können nicht nur das Selbstbewusstsein der Patienten beeinträchtigen, sondern auch zu Stürzen und Brüchen führen, die einen Klinikaufenthalt nötig machen. Sie sollten deshalb unbedingt medikamentös behandelt werden, auch wenn die dafür in Frage kommenden Medikamente zu einer leichten Verschlechterung der Hirnleistung führen können. Die hierfür eingesetzten Mittel sind: Phenytoin (Handelsname z. B. Phenhydan®), Valproinsäure-Natrium (Handelsname z. B. Convulex®) und Carbamazepin (Handelsname z. B. Carba®).

Auch bei Inkontinenz helfen Medikamente

In bis zu 80 Prozent der Fälle bringt eine Kombination aus nichtmedikamentöser Behandlung (siehe Seite 98 ff.) und einem so genannten Spasmolytikum - einem Mittel zur Muskelentspannung - den gewünschten Erfolg.
Wegen ihrer geringen Nebenwirkungsrate sind hier die Wirkstoffe Tolterodin (Handelsname z. B. Detrusitol®) und ganz besonders Trospiumchlorid (Handelsname z. B. Spasmex®) die Mittel der Wahl. Manchmal ist allerdings auch eine Behandlung mit Antidementiva wie Donepezil erfolgreich. Der Arzt sollte dies prüfen, bevor er seinem Patienten ein zusätzliches Spasmolytikum verschreibt.

Wenn Sie einen dementen Angehörigen pflegen, finden Sie auf den Seiten 122 und 128 hilfreiche Tipps zum Thema Toilettentraining.

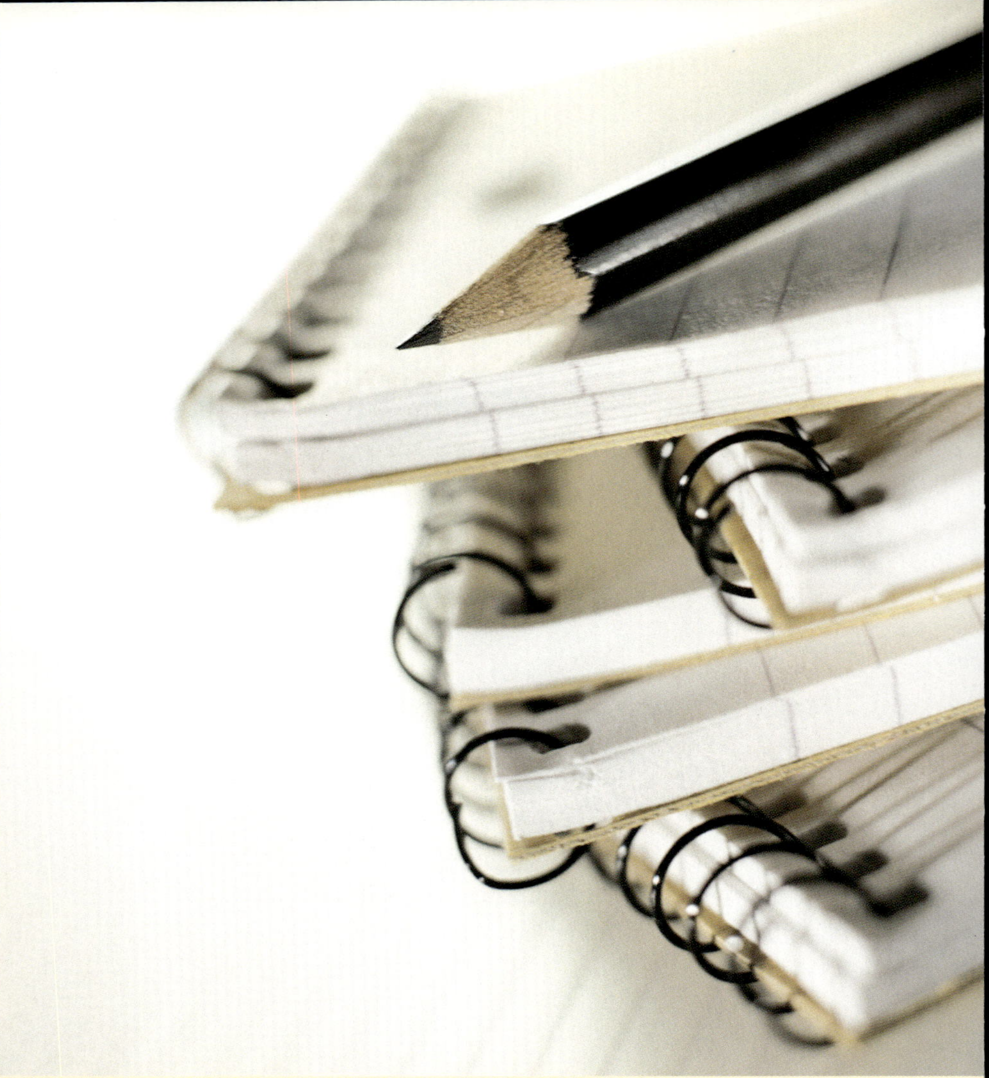

Möglichkeiten der Behandlung ohne Medikamente

Früher war es eine weit verbreitete Praxis, demente Patienten mit Medikamenten ruhig zu stellen. Grundsätzlich sollte jedoch das Konzept »Fördern durch Fordern, ohne zu überfordern« gelten, das dem Patienten sowohl körperlich als auch geistig hilft. Erfahren Sie in diesem Kapitel mehr über die konkreten Möglichkeiten.

Das Gedächtnis trainieren

Untersuchungen haben gezeigt, dass Gedächtnistraining natürlich in erster Linie die Merkfähigkeit verbessert, sich aber gleichwohl positiv auf andere Bereiche auswirkt, die bei Dementen in Mitleidenschaft gezogen werden, wie:

- Konzentrationsfähigkeit
- Aufmerksamkeit
- logisches Denkvermögen
- Körperhaltung
- Bewegungsverhalten
- Fähigkeit, sich auf neue Situationen einzustellen

Ursprünglich als Gedächtnistraining für jedermann gedacht, später auch speziell für alte Menschen weiterentwickelt, ist die so genannte Stengel-Methode von Dr. Franziska Stengel, die lange Jahre als Chefärztin im städtischen Altenzentrum in Wien-Lainz gearbeitet hat. Die Übungen der Stengel-Methode sollen die folgenden fünf Fähigkeiten trainieren:

1. Konzentration
2. Wortfindung
3. Merkfähigkeit
4. Reproduktion
5. Formulierung

Konzentration

Im Sinne der Stengel-Methode meint Konzentration zielgerichtetes Denken und Assoziieren. Die Denkübungen gehen dabei in zwei Richtungen: Zum einen soll die Fähigkeit sich kurzzeitig zu konzentrieren geschult werden - zum Beispiel durch knifflige Denkaufgaben. Zum anderen geht es darum, die Konzentrationsfähigkeit auch über längere Zeiträume hinweg zu erhalten, zum Beispiel bei der Beantwortung mehrerer Fragen, wobei das Lösungswort jeweils mit dem gleichen Anfangsbuchstaben beginnt.

Ist die erste Frage gelöst, so hat der Patient immer schon einen Anhaltspunkt für die Beantwortung der anderen Fragen - die Konzentration muss gewissermaßen »mitgeschleppt« werden.

Um die Assoziationsfähigkeit zu verbessern, benutzt die Stengel-Methode zwei Varianten - das »freie« und das »pendelnde« Assoziieren. Beim freien Assoziieren sollen die Patienten beispielsweise irgendwelche Personennamen aufzählen, die mit dem Buchstaben »S« beginnen. Übungen zum pendelnden Assoziieren bestehen aus mehreren Fragen, die alle Rückschlüsse auf eine einzige Person - das Lösungswort - bieten. Die Konzentration pendelt hier von einer Frage zur nächsten und wieder zurück, es werden Mutmaßungen angestellt, Schlüsse gezogen und wieder verworfen, bis schließlich der verbindende Faktor, das Lösungswort, gefunden ist.

Die verlorene Brille – Hilfsmittel für die Konzentration

Um Zerstreutheit und leichte Ablenkbarkeit im Alltag - letztlich also eine Konzentrationsschwäche - zu beseitigen, bietet die Stengel-Methode zwei einfache Hilfsmittel an:

Systemisieren und Bewusstmachen

Als Beispiel wählt Franziska Stengel in ihrem Buch »Gedächtnis spielend trainieren« die Brille, die wir mal hier, mal dort ablegen - und dann entsprechend häufig danach suchen müssen. Das Systemisieren besteht hier darin, die Brille ausnahmslos stets nur noch an einem Ort abzulegen. Das Bewusstmachen bedient sich zusätzlich der Verbalisierung. Indem Sie eine Zeitlang jedes Mal beim Ablegen der Brille an den nunmehr einzig möglichen Ablageort vor sich hin reden »Ich lege die Brille an Ort XY ab«, stellen Sie zusätzlich zwei Eindrücke in den Dienst der Konzentration: den Klang Ihrer »magischen Brillen-Formel« sowie die Bewegungen Ihrer Sprechmuskulatur.

Die Stengel-Methode bedient sich aller Sinne, um die Konzentrationsfähigkeit zu schulen und zu trainieren.

Die Kombination von Systemisieren und Bewusstmachen führt dazu, dass der Vorgang nach wenigen Wochen automatisiert ist. Folge: Sie benötigen keine Konzentration mehr, weder für das Ablegen noch das Wiederfinden der Brille. Die Konzentration ist nun frei für andere Aufgaben.

Moment, ich komm gleich drauf… Methoden der Wortfindung

Wie hieß noch mal der Erfinder der Glühlampe? In unserem Gehirn ist der Name »Thomas Alva Edison« fest gespeichert. Er liegt uns auf der Zunge, doch unser Gehirn schickt uns immer wieder auf die falsche Fährte und will uns weismachen, es sei Wilhelm Conrad Röntgen gewesen. Wir wissen genau, dass dies nicht

Bleiben Sie geistig aktiv, auch zusammen mit anderen Menschen, so bilden sich ständig neue Verbindungen – nicht nur im Gehirn, sondern auch auf sozialer Ebene.

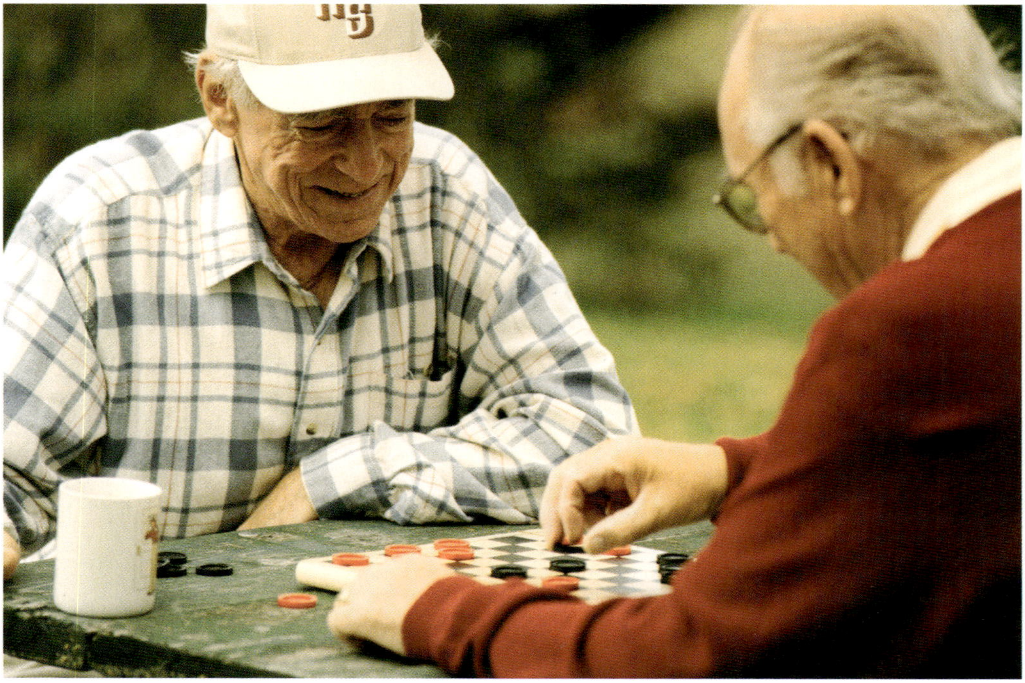

stimmt und dass Röntgen die später nach ihm benannten X-Strahlen entdeckt hat. Der richtige Name liegt uns auf der Zunge... Zwei Stunden - oder auch einige Tage - später fällt uns der Name dann plötzlich ein, und das, obwohl wir gar nicht mehr darüber nachgedacht haben.

Falsch, nicht »obwohl« sondern »weil«. Denn ganz offenkundig war die Pause nötig, um jene Fehlschaltung im Gehirn zu beheben, die immer wieder »Wilhelm Conrad Röntgen« an unsere Sprechwerkzeuge schicken wollte. Und so lange solch ein »Haken« besteht, haben wir keine Chance an die richtige Information heran zu kommen. Franziska Stengel empfiehlt für solche Fälle folgerichtig, bewusst Denk-Pausen einzulegen und sich mit etwas anderem zu beschäftigen.

Über diesen Rat hinaus gibt die Stengel-Methode Tipps und Übungen, wie sich die Wortfindung verbessern lässt: Durch

- tägliches Rätselraten (z. B. Kreuzworträtsel)
- Formulierungsübungen wie etwa das Ergänzen von Sprichwörtern (»Man soll den Tag ... nicht vor dem Abend loben«)
- Merktechniken, bei denen man sich zum Beispiel über einen Satz eine Reihe von Begriffen mit gleichen Anfangsbuchstaben merken kann (z. B. die Namen der Bundeskanzler von heute rückwärts bis 1949: **S**chlaue **K**öpfe **S**chlagen **B**esser **K**eine **E**rlen **A**b - **S**chröder, **K**ohl, **S**chmidt, **B**randt, **K**iesinger, **E**rhard, **A**denauer).

Tipps zur Verbesserung der Merkfähigkeit

Kennen Sie das? Sie gehen in die Küche, um rasch etwas zu holen. Dort angekommen, wissen Sie aber nicht mehr, was Sie eigentlich holen wollten. Das ist keine Schwäche der Merkfähigkeit, sondern der Konzentration. Merkfähigkeit hingegen ist die Voraussetzung für jeden geistigen Lernprozess. Wenn wir beispielsweise eine Fremdsprache lernen wollen, so müssen wir uns Vokabeln und ihre Bedeutung merken. Wie das geht? Wiederholen, wiederholen und nochmals wiederholen. Nicht direkt hintereinander, sondern in gewissen Abständen.

Alter schützt vorm Lernen nicht

Beim Erlernen einer neuen Sprache benötigt ein älterer Mensch etwa doppelt so viele Wiederholungen wie ein junger. Sich schwierige Vokabeln merken und z. B. eine neue Grammatik erlernen kann aber auch er!

Beim Demenzpatienten geht es nicht darum, noch die zweite oder dritte Fremdsprache zu lernen. Es geht vielmehr darum, die noch vorhandene Merkfähigkeit zu trainieren und so vor einem vorschnellen Verfall zu bewahren. Demenztests untersuchen auch die Merkfähigkeit durch Wort- oder Zahlenreihen, von denen sich die Testperson möglichst viele merken soll, um sie sofort im Anschluss und noch einmal ein paar Minuten später wiederzugeben. Wer darin geübt ist, wird bei solchen Tests in der Regel besser abschneiden.

Für den Alltag ist die Merkfähigkeit in vielen Fällen gefragt – wenn es beispielsweise um den Einkauf im Supermarkt geht oder um das Buch, das wir jemandem mitbringen wollen.

Die Stengel-Methode gibt auch hier Tipps (und bietet in den Büchern konkrete Trainingsaufgaben an). Der Demenzpatient – wie auch viele Gesunde – sollte zum Merken verschiedene Gehirnteile in Bewegung setzen. Das Schreiben und laute Vorlesen einer Notiz etwa aktiviert Hören, Sehen (des Geschriebenen), die Schreibmuskulatur und auch die Sprechmuskulatur. So etwas geht weniger leicht im Gehirn verloren wie der reine Gedanke »ich muss morgen den Gedichtband mit zu Stefan nehmen«.

Ein weiterer Tipp der Stengel-Methode: Das Lösen von Rätseln – und vor allem das eigene Erstellen von Rätseln – stärken und erhalten die Merkfähigkeit in besonderem Maße.

Ein weiterer Tipp der Stengel-Methode: Das Lösen von Rätseln – und vor allem das eigene Erstellen von Rätseln – stärkt und erhält die Merkfähigkeit in besonderem Maße.

Der Begriff der »Reproduktion« bei Stengel

Der Begriff »Reproduktion« meint in der Stengel-Methode nicht das Wiedergeben eines auswendig gelernten Gedichtes oder aller Englischvokabeln. Gemeint ist vielmehr die Wiedergabe komplexer Zusammenhänge mit eigenen Worten. Wenn wir etwa einem Freund einen spannenden Film erzählen, werden wir sicher nicht Szene für Szene durchgehen und alles beschreiben. Wir werden den Film stattdessen straffen, zusammenfassen und in eine verständliche Kurzform bringen.

Für Demenzpatienten ist es oft ein Problem, Erlebtes so zusammen zu fassen, dass die Quintessenz dem Hörer klar macht, worum es eigentlich geht. Dies ist ein Mangel an Reproduktionsfähigkeit. Doch auch das lässt sich üben: beispielsweise durch das Vorlesen einer einfachen und kurzen Geschichte, die der Patient in eigenen Worten wiedergeben soll. Derartige Übungen lassen sich auf einfache Weise in den Alltag integrieren und sollten möglichst spielerisch und solange es die Fähigkeiten erlauben durchgeführt werden.

Formulierung

Gutes Formulieren kann man lernen – wie wäre es beispielsweise mit einem Rhetorikkurs an Ihrer Volkshochschule?

Formulieren bedeutet, aus Begriffen - die in unserem Gehirn als komplexe Gedächtnisinhalte mit vielfältigen Assoziationen vorliegen - sinnvolle und grammatikalisch korrekte Sätze zu bilden und diese in einer logischen oder zumindest plausiblen Weise zu gliedern. Viele Politiker sind hier übrigens kein gutes Beispiel. Sie benutzen oft sinnentleerte Phrasen, um Zustimmung zu erzeugen und darauf Folgerungen aufzubauen, die wir keinesfalls unterschreiben würden - wenn da nicht der logische oder zumindest plausible Zusammenhang wäre. Ein billiger Trick. Wirkliche Formulierungskunst nimmt Fakten (Prämissen), formt daraus eine logische Folge und baut diese so auf, dass daraus eine unwiderlegbare Abfolge von Argumenten entsteht. Am Ende

muss der Gesprächspartner sagen können: Wenn die Fakten (Prämissen) stimmen, ist auch das Ergebnis (die Schlussfolgerung oder Konklusion) richtig. Dann können wir nur noch anfangen, die Fakten zu widerlegen - ein mühsames Geschäft.
Die Basis des Formulierens aber ist einfacher und dennoch hochkomplex, was die Hirnleistung angeht. Einfache Übungen für demente Patienten fordern deshalb auch keinen schlagenden Beweis, warum etwa die Erde rund ist oder Frauen weniger gut einparken können. Es geht vielmehr um die Basis, die bei der Stenzel-Methode zum Beispiel durch einfache Übungen trainiert wird: Bilden Sie aus drei Hauptwörtern einen Satz - Mann, Haus, Straße.
Herauskommen kann ein einfacher sinnvoller Satz wie »Der Mann geht aus dem Haus auf die Straße«. Er kann aber auch so ausfallen: »Der Mann hielt es im Haus nicht mehr länger aus und ging auf die Straße, um seine Frau früher wieder in die Arme schließen zu können.«
Das Training dieser grundlegenden Formulierungskunst ist für den Dementen von außerordentlicher Bedeutung. Erfolgt es nicht - in welcher Einfachheit oder Komplexität es auch immer möglich ist - so geht ihm eine wesentliche Fähigkeit verloren, sich verständlich zu machen.

Nochmals: Fordern aber nie überfordern

Die genannten Anregungen sind immer auf den jeweiligen Zustand des Patienten abzustimmen. Eine Unterforderung der Möglichkeiten führt zwangsläufig zu einem weiteren Abbau seiner geistigen Möglichkeiten. Das gleiche gilt jedoch für jede Überforderung: Sie provoziert beim Patienten eine Haltung im Sinne von »das schaffe ich sowieso nicht« und bringt ihn damit noch stärker ins Abseits. Die sinnvollen Übungen der Stenzel-Methode muss der Betreuende deshalb stets am individuellen Fall ausrichten.

Orientierung schaffen bringt neue Sicherheit

Im Verlaufe einer Demenz kommt meist irgendwann der Punkt, an dem der Patient Probleme bekommt, sich

- zeitlich zu orientieren (Welche Tageszeit, welchen Wochentag, welchen Monat, welche Jahreszeit haben wir gerade?)
- örtlich zu orientieren (Wo befinde ich mich hier?)
- in einer Situation zu orientieren (Worum geht es hier?)
- biographisch zu orientieren (Wer bin ich?)

Besonders häufig tauchen derartige Probleme nach einem Orts- bzw. Situationswechsel auf, konkret beispielsweise nach der Einweisung in eine Klinik oder einem Wechsel der Bezugspersonen (z. B. der Pflegekraft).

An diesen Punkten benötigt der Kranke Hilfe, um sich wieder angemessen orientieren zu können. Dafür wurde das Realitäts-Orientierungs-Training (ROT) erdacht, das eigentlich zunächst für die langfristige Unterbringung in geeigneten Institutionen gedacht war, sich aber gleichwohl auch sehr gut in die Pflege zu Hause integrieren lässt.

Hilfen zur zeitlichen Orientierung

Die zeitliche Orientierung lässt sich auf recht einfache Weise wieder herstellen bzw. verbessern, indem man in jeden Raum eine Uhr sowie einen gut ablesbaren Kalender hängt. Zudem sollte man mit dem Patienten zu passenden Gelegenheiten über die Daten von Festen (Ostern, Weihnachten oder auch Geburtstagen etc.) reden. Unterstützend ist es beispielsweise auch, mit ihm den Tagesablauf an verschiedenen Tagen zu besprechen – etwa gemeinsam nach dem besten Zeitpunkt für einen Spaziergang, eine Ruhepause oder eine kleine Bewegungseinheit und ähnliches zu suchen.

Reden Sie mit Ihrem Angehörigen zu passenden Gelegenheiten über die Daten von Festen (Ostern, Weihnachten oder auch Geburtstagen etc.) – das schafft zeitliche Orientierung.

Farben und Symbole erleichtern die örtliche Orientierung

In Kliniken und Pflegeheimen hat es sich bewährt, dass Wege – zum Beispiel zu Gruppenräumen oder dem Speisesaal – mit Textschildern, Symbolen und Farben gekennzeichnet werden. Als ebenso sinnvoll hat es sich hier erwiesen, sowohl die Türen der Bewohner als auch des Pflegepersonals mit Namensschildern und Fotos der jeweiligen Personen zu versehen.
Dieses System lässt sich problemlos auch auf die Pflege zu Hause übertragen: Die Wege zur Toilette, zur Küche etc. können markiert werden, Schränke und Schubladen lassen sich mit Aufklebern versehen aus denen hervorgeht, was sich darin befindet.

Schränke und Schubladen können Sie mit Aufklebern beschriften, aus denen hervorgeht, was sich jeweils darin befindet.

Situative Orientierung als Stütze des Tagesablaufes

Im Zusammenhang mit der zeitlichen Orientierung lässt sich das Erfassen von Situationen erleichtern, indem man gemeinsam Tagesabläufe plant und für den/die Patienten machbare Aufgaben verteilt. Das kann zum Beispiel das Zubereiten des Essens betreffen, das Abtragen und Abwaschen des Geschirrs, im häuslichen Bereich auch das Wäschewaschen oder ähnliches. Wichtig ist es, dass der Demente nicht von einer Situation »überrumpelt« wird, sondern dass er von vornherein weiß, welche Tätigkeiten jetzt gerade anstehen und was dabei im Einzelnen auf ihn zukommt.

Zurück in MEIN Leben – biographische Orientierung

Die Einordnung des eigenen Ich in einen biographischen Zusammenhang ist schwieriger und nur über Gespräche zu erreichen, in denen man sich mit dem Dementen beispielsweise über frühere Begebenheiten oder vertraute Personen unterhält. In der familiären Pflegesituation fällt dies leichter als in einer Institution, da man sich im Familienkreis in lockerem Ton über gemeinsame Erlebnisse oder anhand eines Fotoalbums über Bekannte und Verwandte unterhalten kann.

Im Wahrnehmungstraining alle Sinne benutzen lernen

Gegen das Vergessen: Beziehen Sie Ihren Angehörigen – so weit es möglich ist – in den Tagesablauf mit ein, blättern Sie in alten Fotoalben, erinnern Sie ihn an kleine Begebenheiten.

Wahrnehmen bedeutet, aus der Umwelt und sich selbst permanente Sinnesreize zu empfangen, die dann im Gehirn zu einem stimmigen Gesamteindruck zusammengefügt werden. Das so entstehende Bild der Wirklichkeit besteht beim Gesunden zum größten Teil aus visuellen (Augen) und auditorischen (Ohren) Informationen, wobei beim Hören die Sprache einen ganz wesentlichen Teil der Informationen ausmacht. Beim dementen älteren Menschen hingegen sind diese beiden Übertragungswege oft eingeschränkt: Er sieht nicht mehr so gut, er hört schlechter und kann als Folge seiner Hirnleistungsstörungen Worte weniger gut verstehen bzw. einordnen.
Das Wahrnehmungstraining soll deshalb zusätzlich Wert auf die anderen Sinne legen, denen der Gesunde im Alltag meist nur wenig Beachtung schenkt: Tastsinn, Körpersinn und Geruchssinn. Prinzipiell gilt hier, dass man dem Patienten so viele verschiedene Reize anbieten sollte wie möglich, wobei man ihn jedoch auch nicht mit Reizen überfluten darf.

Tastsinn verbessern – Ich fühle was, …

Der Tastsinn lässt sich beispielsweise neben der Anwendung verschiedener Massagetechniken trainieren, indem man die Patienten ertasten lässt, was sich für sie nicht sichtbar in einem Karton verbirgt: das können Federn, Glasmurmeln oder ein Knäuel Wolle sein - Gegenstände mit einer speziellen Oberfläche und Materialeigenschaft, aber auch ganz einfache Dinge des täglichen Lebens, wie ein Löffel, ein Stift oder ein Strumpf.

Den Körpersinn trainieren

Unter Körpersinn verstehen wir hier die Kombination aus den Informationen der Sinneszellen in unseren Muskeln - sie melden dem Gehirn die jeweilige Körperhaltung - und dem Gleichgewichtsorgan im Innenohr. Es kommt wohl nicht von ungefähr, dass alte Menschen gern im Schaukelstuhl sitzen: Die gleichmäßige Schaukelbewegung bewirkt einen milden Reiz auf den Körpersinn, der als angenehm empfunden wird. Es muss natürlich nicht unbedingt ein Schaukelstuhl sein: Auch alle Bewegungsspiele, etwa mit Luftballons, trainieren den Körpersinn und erweitern das Spektrum der Sinneseindrücke.

Über den Geruchssinn verborgene Erinnerungen wachrufen

Der Geruchssinn ist eng verknüpft mit dem so genannten Limbischen System unseres Gehirns, das für die gefühlsmäßige Färbung von Sinneseindrücken sorgt und das zudem verbunden ist mit der Bildung und dem Abrufen von Erinnerungen. So sind all unsere Gedächtnisinhalte in der einen oder anderen Form mit Gefühlen assoziiert, oft genug auch mit Düften. Viele Menschen erinnern sich bei bestimmten Düften an ganz spezielle Situationen in ihrem Leben oder auch »nur« an bestimmte Gefühle - vielleicht ist es Ihnen auch schon einmal so ergangen? Das Training des Geruchssinns ist deshalb eine hervorragende Möglichkeit, den Demenzpatienten verschüttete Erinnerungen und Gefühle wieder bewusst zu machen. Praktisch lässt sich dies beispielsweise mit einer kleinen »Duft-Bibliothek« erreichen - mit Hilfe von verschließbaren Gläschen, in denen sich z. B. Lavendel, Parfüm, Rosenblätter oder ähnliche schöne Duftingredienzien befinden können. Ebenso wirksam - dies ist individuell sehr unterschiedlich - kann aber beispielsweise auch der Duft frischer Äpfel, neuen Leders oder von Öl oder Benzin sein.

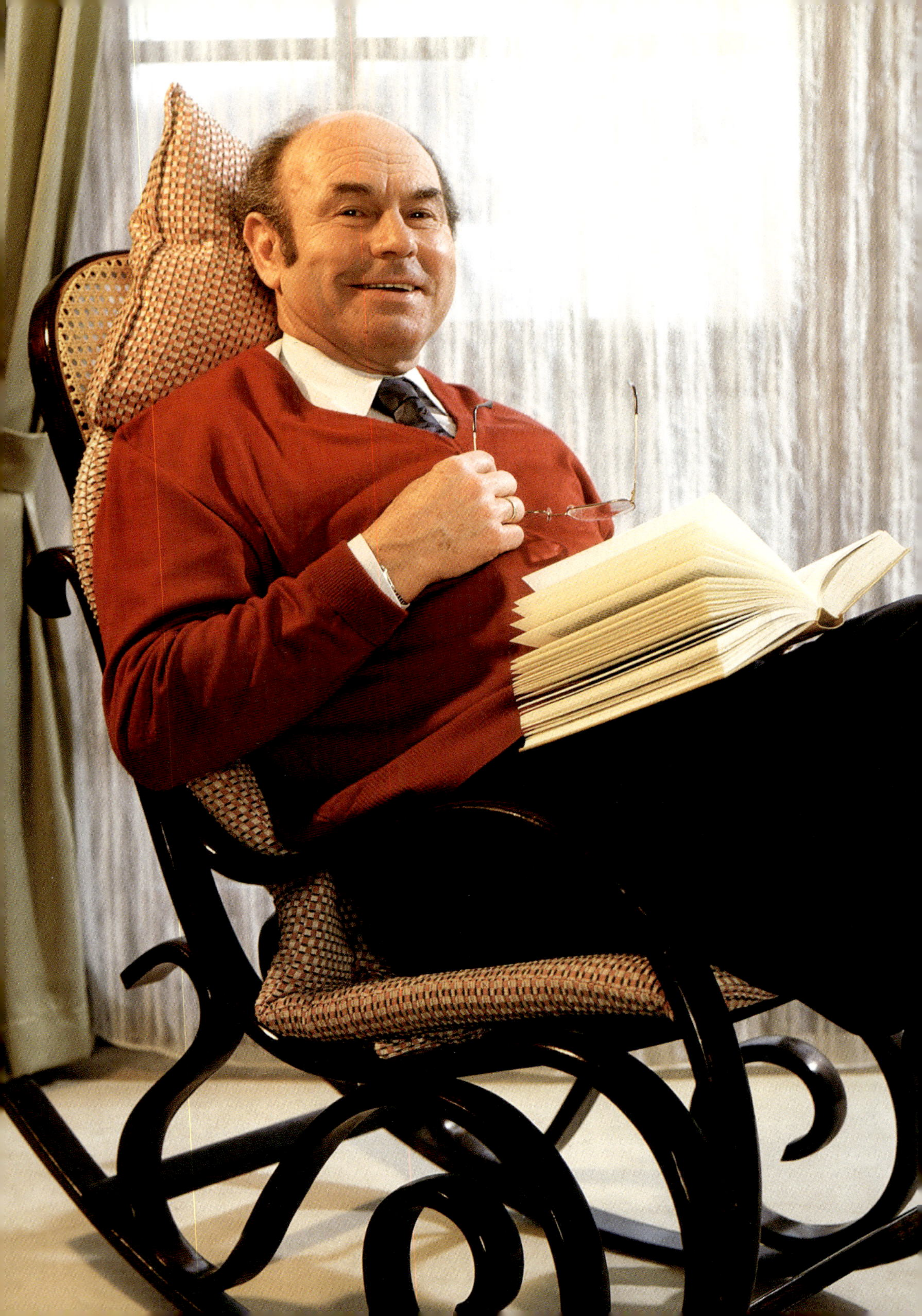

Interessen wecken und motivieren

Ein Rückzug des Dementen in sich selbst, ein Abgleiten in die Interessen- und Motivationslosigkeit müssen unbedingt verhindert bzw. so gut es geht hinausgezögert werden. Freude zu erleben und sich selbst als nützlich auch für andere zu begreifen, sind Eckpfeiler des Selbstbewusstseins und Selbstwertgefühls – das ist beim Dementen nicht anders als bei Gesunden. Doch der Gesunde kann aktiv werden, um diese Ziele zu erreichen. Der demente Mensch schafft dies meist nicht ohne äußere Anregungen. Hilfreich sind hier drei Ansätze:

1. Erlebnistraining,
2. psychosoziales Training und
3. Arbeitstherapie.

Die verschiedenen Trainingsmethoden helfen, das Selbstbewusstsein der Dementen oft entscheidend zu verbessern, indem sie bereits verloren geglaubte Interessen wiederbeleben.

Erlebnistraining – damit kommt wieder Farbe ins Leben

Erlebnistraining – darunter versteht man eine bunte Mischung aus Spielen, musikalischen Elementen (musizieren, singen, tanzen), Gymnastik und einfachen Bewegungsübungen, wobei der Patient selbst bestimmen darf, was er tun möchte. Dass das Erlebnistraining stark musikalisch geprägt ist, ist kein Zufall: Musik ist eine Form der nonverbalen Kommunikation, die starke Gefühle erzeugt und mithin Erinnerungen wachrufen kann.

Psychosoziales Training – weckt verloren geglaubte Vorlieben

Das Psychosoziale Training nutzt – oftmals verschüttete – frühere Interessen und versucht neue zu wecken. Wer sich in seinen gesunden Tagen für Wissenschaft oder Politik interessiert hat, kann dieses Interesse in einem Gesprächskreis vielleicht wiederentdecken. Wer mit Leidenschaft Blumen gezüchtet hat, kann vielleicht mit anderen gemeinsam sein altes Hobby wieder aufle-

Linke Seite:
Verbinden Sie das Angenehme mit dem Nützlichen: Sanftes Hin- und Herschwingen im Schaukelstuhl fördert den Gleichgewichtssinn.

ben lassen. Die Möglichkeiten sind zahlreich, wobei man natürlich stets bedenken muss, dass eine Überforderung des Dementen absolut kontraproduktiv ist – ebenso wie die Unterforderung. Insgesamt aber lässt sich das Selbstbewusstsein auf diese Art oft entscheidend verbessern.

Von der Beschäftigungs- zur Arbeitstherapie

Das gleiche Motiv, nämlich die Stärkung des Selbstbewusstseins, gilt auch für die Arbeitstherapie, früher Beschäftigungstherapie genannt. Da der Begriff Beschäftigung jedoch eher nach nutzlosem Zeitvertreib klingt, Arbeit hingegen nach produktivem Tun, sollte man besser von Arbeitstherapie sprechen – nutzloser Zeitvertreib ist nämlich nicht dazu angetan, das Selbstbewusstsein eines Menschen zu stärken!

Wer welche Arbeiten und in welchem Umfang ausführen kann, ist natürlich von den Beeinträchtigungen des jeweiligen Patienten abhängig. Möglich wären beispielsweise Gartenarbeiten, Tätigkeiten beim Kochen, Basteln für die Enkelkinder etc.

Den Patienten in Bewegung bringen

Man nahm früher an, dass ein alterndes Gehirn keine neuen Verbindungen mehr schaffen und deshalb keine neuen Fähigkeiten und Fertigkeiten mehr erlernen könnte. Diesen Trugschluss haben Neurowissenschaftler in den letzten Jahren glücklicherweise beseitigen können.

Heute weiß man, dass nicht nur geistige Tätigkeiten wie etwa das erwähnte Gedächtnistraining zu verbesserten Hirnleistungen führen können, sondern in besonderem Maße auch körperliche Bewegung. Führt man sich vor Augen, dass selbst leichtes Radeln auf dem Fahrradergometer die Durchblutung unseres Gehirns um gut 13 Prozent steigern kann – höhere Trainingsintensität sogar um knapp 25 Prozent - so ist das mehr als plausibel. Bedeutet doch mehr Blut auch ein erhöhtes Sauerstoff- und Nährstoffangebot, das wiederum für die Aktivitätssteigerung des Gehirns notwendig ist.

In diesem Sinne nimmt die Bewegungstherapie bzw. Krankengymnastik einen außerordentlich wichtigen Platz in der Behandlung des Demenzkranken ein, da sie nicht nur die geistige Kapazität fördert, sondern zugleich das Koordinationsvermögen, was wiederum Stürze und ihre langwierigen Folgen vermeiden hilft.

Regelmäßige Bewegung ist wichtig für den gesamten Körper – fangen Sie noch heute mit dieser umfassenden Gesundheitsvorsorge an!

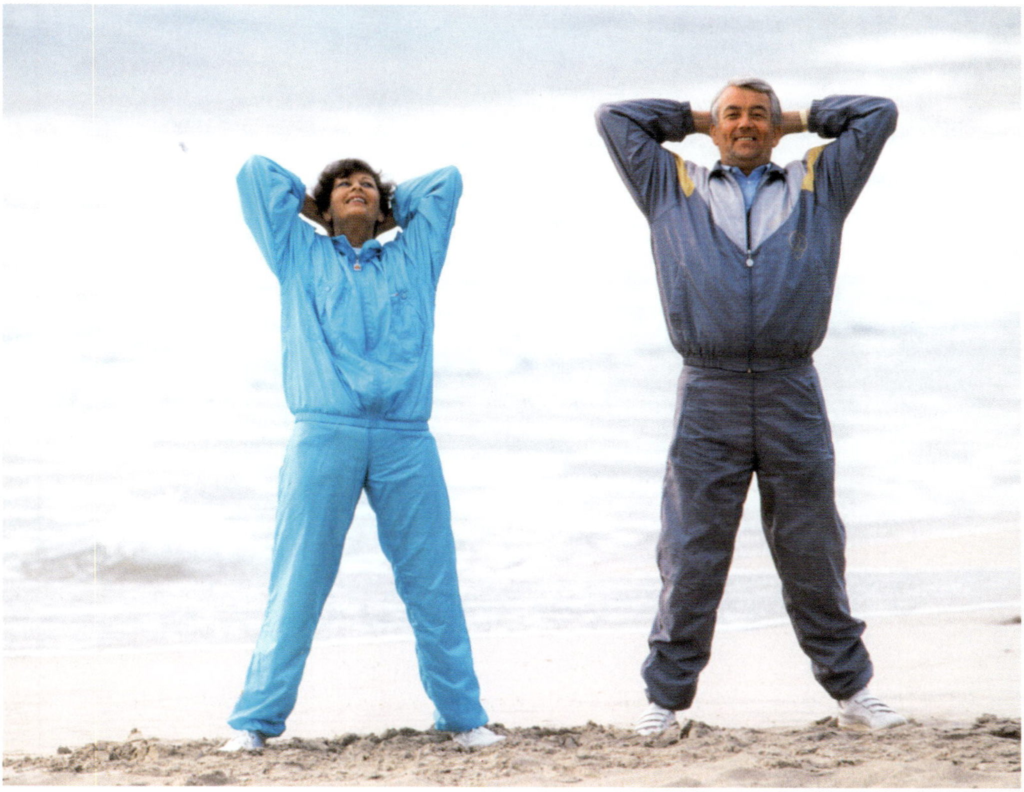

Der Zustand des Patienten entscheidet über den Grad der Bewegung

Die Bandbreite der Bewegungstherapie ist naturgemäß sehr groß, da sie sich ausschließlich am derzeitigen Zustand des Patienten orientieren kann. Es leuchtet ein, dass ein Demenzpatient mit geringfügigen Ausfällen durchaus komplexe Spiele mit Bällen, Seilen oder ähnlichem ausführen sowie selbständige Spaziergängen unternehmen kann, während ein Patient nach einem Oberschenkelhalsbruch und mit schweren Bewegungsstörungen nur zu ganz einfachen Gymnastikübungen in der Lage sein wird.

Wichtig ist, dass kein Patient ohne krankengymnastische Betreuung bleibt nach dem Motto »da ist sowieso nicht mehr viel zu machen«.

Wichtig ist jedoch, dass kein Patient ohne krankengymnastische Betreuung bleibt nach dem Motto »da ist sowieso nicht mehr viel zu machen«. Selbst in späten Stadien, wenn nur noch einfachste Greif-, Aufsteh- und Gehübungen möglich sind, hat der Patient einen ganz unmittelbaren Nutzen davon.

Die Ernährung wieder ins Lot bringen

Was für alte Menschen generell gilt, dass sie nämlich zu Mangelernährung und Flüssigkeitsmangel neigen, gilt für Demenzkranke in besonderem Maße. So leiden etwa vier von zehn Dementen leichten bis mittleren Schweregrades unter einer Fehlernährung, die zu einem jährlichen Gewichtsverlust von vier Prozent führt.

Wenn wir uns die Ernährungslage älterer Frauen und Männer im Bundesdurchschnitt anschauen, so fällt auf, dass bereits hier bestimmte Mikronährstoffe (Vitamine, Mineralstoffe) in deutlich zu geringem Maße konsumiert werden. Im Einzelnen handelt es sich dabei z. B. um die für intakte Blutgefäße so wichtige Folsäure, den Knochenstabilisator Kalzium und das Stoffwechsel bestimmende Jod.

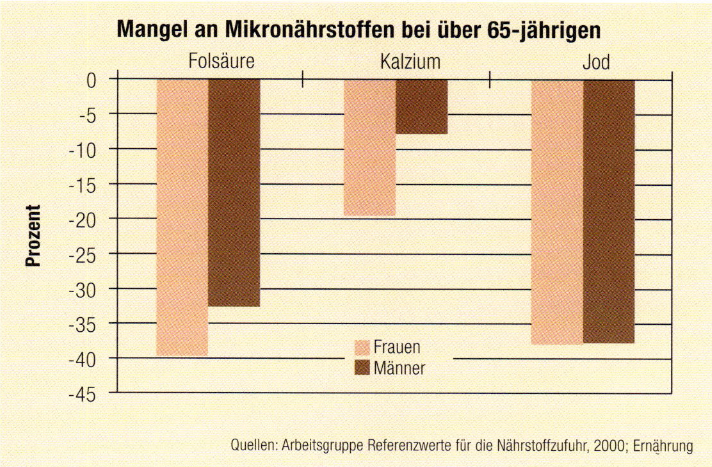

Diese Mangelsituation betrifft einen Querschnitt der gesunden über 65-Jährigen. Dass die Lage bei Demenzpatienten mit ziemlicher Sicherheit deutlich schlechter ist, zeigt sich schon daran, dass etwa die Hälfte der Demenzpatienten in Heimen nicht ausreichend mit Nährstoffen versorgt ist. Die Gründe dafür sind vielfältig:

- Demenzkranke alte Menschen bekommen fast immer mehrere Medikamente, die auch den Appetit beeinflussen und zudem teilweise einen Mehrbedarf an Mikronährstoffen hervorrufen.
- Depressionen führen oft zu mangelnder Nahrungsaufnahme.
- Probleme beim Kauen und Schlucken machen für viele das Essen zu einem unangenehmen Muss.
- Bewegungsstörungen können das Zerschneiden der Nahrung im schlimmsten Falle unmöglich machen.
- Alte Menschen, insbesondere Demenzkranke, trinken zu wenig. Das führt nicht nur insgesamt zu Leistungseinbußen, sondern ist oft genug der Grund für ernsthafte Verwirrtheitszustände und Kreislaufkomplikationen.

Ernährung im Alter und bei Krankheit

Pflegende Angehörige und professionelle Pfleger sollten genau Bescheid wissen über die richtige Ernährung für alte und demente Menschen sowie über Methoden, wie diese zu erreichen ist. Informationen hierüber liefern die Ärzte, spezielle Ernährungsberater aber auch in den speziellen Selbsthilfegruppen (siehe Anhang) findet man Rat und Hilfe.

Wie sieht die ideale Ernährung aus?

Das Optimum sieht für den älteren Menschen nicht so viel anders aus als für einen jüngeren. Das hervorstechendste Merkmal ist sicher, dass sich ältere Menschen weniger bewegen und deshalb naturgemäß einen niedrigeren Energieverbrauch haben. Dies kollidiert oft mit den speziellen Vorlieben des Patienten. Denn aufgrund der verringerten Geruchs- und Geschmackswahrnehmung im Alter steht ihm - sofern überhaupt Appetit vorhanden ist - der Sinn eher nach fetten oder zuckerreichen Speisen (Man denke nur an die häufig zu findende Vorliebe der Älteren für süße Milchsuppen). Diese aber enthalten zwar viele Kalorien, doch nur wenig Mikronährstoffe wie Vitamine, Mineralstoffe und Spurenelemente sowie Ballaststoffe.

Wichtig ist deshalb eine Ernährung, die etwa 60 Prozent der benötigten Energiemenge aus Kohlenhydraten (z. B. Brot, Kartoffeln, Nudeln etc.) enthält sowie möglichst viel frisches Obst und Gemüse. Natürlich benötigt auch der ältere Mensch Fette, doch sollten nun die mehrfach ungesättigten und essenziellen Fettsäuren wie Linolsäure und Linolensäure stärker betont werden. Im Klartext bedeutet das: Kein fettes Fleisch, keine fette Wurst, wenig Butter, aber gern Fisch (auch wegen des hohen Jodanteils), mageres Geflügel, fettreduzierte Milchprodukte (unter anderem um die Kalziumzufuhr zu decken), Margarine mit ungehärteten Fetten und Salate mit guten Speiseölen wie etwa Maiskeim-, Raps- und Olivenöl.

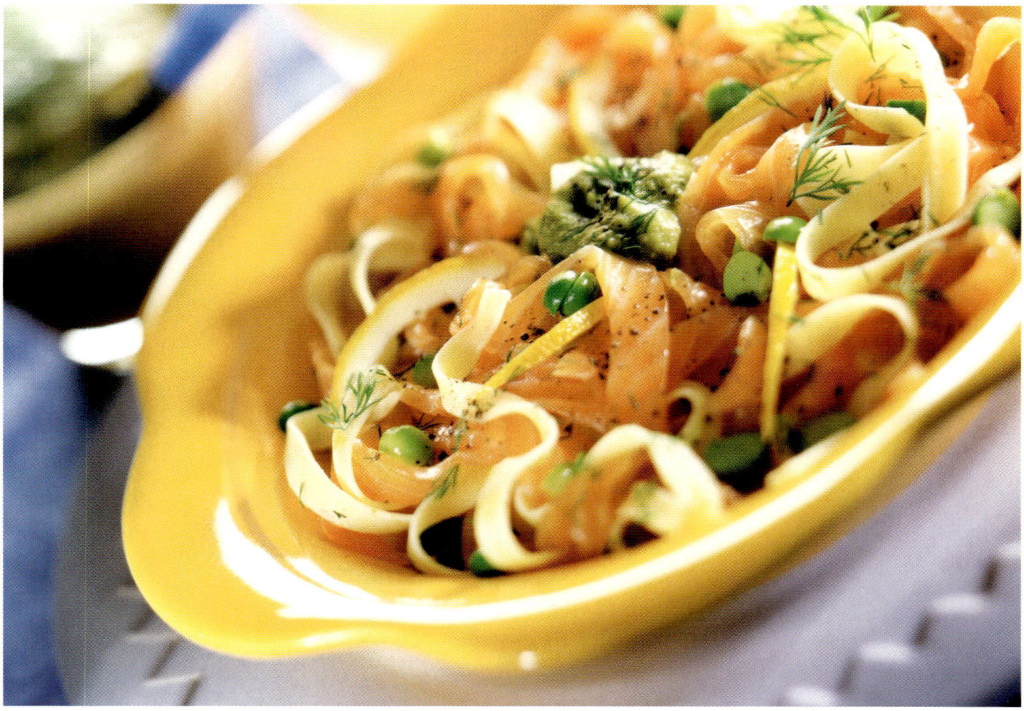

Eine ausgewogene, gesunde Ernährung mit frischen Produkten ist nicht nur schmackhaft, sondern kann auch Ihr Leben verlängern!

Ganz wichtig ist auch der Flüssigkeitshaushalt. Um nicht zu dehydrieren (auszutrocknen), benötigt der weniger aktive und daher weniger schwitzende Organismus des älteren Menschen dennoch etwa 1,5 Liter Wasser am Tag, besser noch mehr. Beides, sowohl die ausreichende Aufnahme sämtlicher wichtiger Nährstoffe als auch die Aufnahme von genügend Flüssigkeit, stellen besonders für Demenzpatienten ein großes Problem dar. Ursachen sind in vielen Fällen sicher die Unlust zu essen und zu trinken sowie in fortgeschrittenen Stadien die Schluckstörungen. Doch Demente können es auch schlicht und einfach vergessen. Hier sind deshalb die pflegenden Personen gefragt, eine ausreichende Versorgung mit allen wichtigen Nährstoffen zu gewährleisten.

Das Essen schmackhaft machen

Das Essen sollte im Übrigen nicht unter Zeitdruck stattfinden, und die Speisen dürfen keinesfalls zu heiß sein.

Dass die Mahlzeiten auch vom optischen Eindruck her schmackhaft aussehen sollten, ist so banal, dass wir es eigentlich nicht erwähnen müssten. Dennoch: Man sollte hier auf die Vorlieben des Kranken eingehen. Und selbst wenn das nicht möglich ist, was der Patient erwartet – weil es im Sinne der Gesundheit andere Lebensmittel enthält – sollte es zumindest so aussehen.
Ein Beispiel zur Verdeutlichung: Mag der Patient besonders gern fetten Fleischsalat auf sein Brot, so wird er mageren Geflügelsalat mit fettreduzierter Salatcreme eventuell genau so gern essen, sofern er nur ähnlich aussieht.
Eine wichtige Voraussetzung für Freude am Essen ist beim Demenzkranken auch der richtige Zeitpunkt. Abweichungen können den Kranken verunsichern und dazu führen, dass er gar nichts oder zu wenig isst. Das Essen sollte im Übrigen nicht unter Zeitdruck stattfinden, und die Speisen dürfen keinesfalls zu heiß sein.

Die Selbstständigkeit auch beim Essen erhalten

Das selbstständige Essen eines Demenzkranken entspricht irgendwann nicht mehr unbedingt den Standards unserer Esskultur – soll heißen, da kann schon einmal etwas daneben gehen. Das mag für die pflegende Person nicht immer schön sein. Dennoch ist es wichtig für das Selbstbewusstsein des Patienten, ihn so lange es irgendwie geht, selbstständig und mit möglichst wenig Hilfestellung essen zu lassen.
Auch weil sich der Demenzkranke selbst möglicherweise für sein unsauberes Essen schämt, sollte man es ihm – sowie natürlich dem Pflegenden – so einfach wie möglich machen. Das Besteck sollte große Handgriffe besitzen und möglichst schwer sein, damit der Patient es in den Händen spürt. Eine abwaschbare Tischdecke, ein Umhang über der Kleidung (bloß kein Lätzchen, das erinnert zu sehr an ein Baby!) und rutschfeste Unter-

lagen unter dem Geschirr erleichtern es dem Patienten damit umzugehen, wenn etwas schief geht. Wichtig ist auch, dass die Speisen nacheinander mit dem jeweils passenden Besteck aufgetragen werden. So behält der Patient den Überblick darüber, was er jetzt gerade tun muss. Und noch ein letzter Punkt: Kann der Patient schlecht kauen und hat Probleme beim Schlucken, so sollten die Speisen zerkleinert werden und ausreichend weich sein.

Kann der Patient schlecht kauen und hat Probleme beim Schlucken, so sollten die Speisen zerkleinert werden und ausreichend weich sein.

Ein Wort zum Thema Zusatznahrung und künstliche Ernährung

Trotz aller Bemühungen, den Dementen mit einer normalen Nahrung zu versorgen, kann es dazu kommen, dass er zu wenig isst und in eine Mangelernährung hineinrutscht. Dies zu verhindern bzw. bereits bestehende Mängel auszugleichen, ist zwingend notwendig. Grundsätzlich gibt es drei Wege:

1. Energie- und eiweißreiche flüssige Zusatznahrung (»Astronautenkost«), die auch alle wichtigen Mikronährstoffe enthält,
2. eine Magensonde (enterale Ernährung) oder
3. eine intravenöse Ernährung (parenterale Ernährung).

Astronautenkost

Die so genannte Astronautenkost (Handelsname z. B. Biosorb®) eignet sich als Zusatznahrung aber auch als vollständiger Ersatz. Durch das breite Angebot an industriell vorgefertigter Zusatzkost kann versucht werden, die noch von dem Patienten eingenommenen Mahlzeiten bedarfsgerecht zu ergänzen; so kann als Beispiel bei unzureichender Kalorien- und somit immer auch unzureichender Eiweißzufuhr zweimal täglich je 250 Milliliter einer hochkalorischen Zusatznahrung zusätzlich angeboten werden (entsprechend ~ 500 kcal zusätzlich). Falls es möglich ist, sollte diese Variante beim Demenzpatienten den im Folgenden beschriebenen Methoden stets vorgezogen werden.

Künstliche Ernährung kann notwendig werden. Eine durch die Bauchdecke gelegte Magensonde behindert den Patienten dabei nicht so stark wie eine Sonde durch die Nase.

In schweren Fällen: Ernährung über eine Magensonde

Die enterale Ernährung über eine Magensonde ist das Mittel der Wahl, wenn der Mangelernährung über Zusatznahrung nicht beizukommen ist. Möglich ist es, die Sonde über einen etwa einen Meter langen Schlauch durch die Nase in den Magen oder auch direkt in den Darm zu legen. Der bessere und heute auch meist praktizierte Weg ist die so genannte perkutane endoskopisch kontrollierte Gastrotomie (PEG), bei der die Sonde direkt durch die Bauchdecke in den Magen gelegt wird. Der Vorteil dieser Sonde ist, dass die Sonde faktisch nicht unbeabsichtigt verrutschen kann und im Mund-/Nasen-/Rachenraum kein Fremdkörper liegt, der für den Sondenträger sehr unangenehm ist und Entzündungen, Druck- und Scheuerstellen sowie Schluckstörungen verursachen kann.

Es besteht zwar prinzipiell die Möglichkeit, verflüssigte normale Nahrung durch die Sonde in den Verdauungstrakt einzuführen. Da dem Verflüssigen jedoch Grenzen gesetzt sind - nicht alle wichtigen Lebensmittel lassen sich so aufbereiten - würde es auf Dauer auch über diesen Weg zu einer Mangelernährung kommen. Man verwendet deshalb fertige, standardisierte Sondenkost (SK), die im Allgemeinen gut verträglich ist. Häufigere Probleme der Sondenernährung sind Durchfälle und Erbrechen, gerade in der ersten Zeit der Nahrungsumstellung. Oft sind dann zu große Mengen der SK zu rasch gegeben worden. Hier hilft es, zunächst kleinere Mengen langsamer zu geben, eventuell ein Pumpensystem einzusetzen (Informationen hierzu erhalten Sie bei allen Herstellern und Lieferanten von SK) und auf die richtige Temperatur der SK zu achten. Gelegentlich hilft ein Wechsel von einer ballaststoffreichen zu einer ballaststofffreien SK bzw. umgekehrt. Jeder anhaltende Durchfall sollte unbedingt mit dem behandelnden Arzt besprochen werden, da neben der SK eine Vielzahl anderer Ursachen infrage kommen kann (Z.B.

eine bakterielle Fehlbesiedelung des Darms oder bestimmte Medikamente).
Ist die Aufnahme von Nährstoffen aus dem Darm nicht oder kaum eingeschränkt, so kommen so genannte hochmolekulare Lösungen in Frage. Niedermolekulare Sondenkost hingegen wird auch dann noch ausreichend vom Darm aufgenommen, wenn die Verdauungsleistung stark eingeschränkt ist. Die darin enthaltenen Nährstoffe liegen in gewissermaßen »vorverdauter« Form vor – Eiweiße beispielsweise als Aminosäuren oder kurze Eiweißstränge (Peptide) – und können deshalb leichter ins Blut überwechseln.

Intravenöse Ernährung als weitere Alternative

Als letzte Möglichkeit, wenn die Darmfunktion nicht ausreicht oder um akute, kurzfristige Ernährungslücken zu schließen, kommt eine Infusion über eine Kanüle bzw. einen venösen Katheter in Frage. Muss der Patient nur kurzfristig und zusätzlich über eine Infusion ernährt werden, so kann der Arzt jedes Mal an einer anderen Vene eine Kanüle einbringen. Ist aber absehbar, dass die parenterale Ernährung längerfristig erfolgen muss oder muss die Nährlösung besonders viele gelöste Stoffe enthalten (man spricht dann von hoher Osmolalität), so muss in einem operativen Eingriff unter sterilen Bedingungen ein so genannter zentralvenöser Katheter gelegt werden.
Dabei wird ein Kunststoff-Katheter in eine große Vene gelegt (z. B. am Hals, unterhalb des Schlüsselbeins oder am Unterarm), über den jederzeit eine Infusion gegeben werden kann. Dieses Verfahren bringt allerdings ein gewisses Infektionsrisiko mit sich. In 3 bis 5 Prozent der Fälle kommt es so zu einer durch Bakterien ausgelösten Entzündung an der Einstichstelle, in 0,2 bis 5 Prozent zu einer Venenthrombose – einem Verschluss einer Vene durch einen Blutpfropf.

Falls eine intravenöse Ernährung notwendig wird, ist unbedingt auf strengste Einhaltung der Hygiene zu achten: Ärzte, Pflegepersonal und Angehörige müssen sich vor jedem Körperkontakt mit den Patienten die Hände gründlich waschen und desinfizieren.

Blase und Darm trainieren

Durch ein gezieltes Toilettentraining lassen sich zahlreiche »Unfälle« vermeiden. Regelmäßigkeit und Routine schaffen auch beim Patienten mehr Sicherheit.

Solange es irgendwie geht, sollte man es dem Demenzkranken ermöglichen, seine Geschäfte weitgehendst auf der Toilette zu verrichten. Dass Medikamente dabei helfen können, haben Sie bereits erfahren (siehe Seite 97). Doch auch ein gezieltes Toilettentraining bzw. das richtige Timing können helfen.

Training bei Harninkontinenz

Am Anfang steht das Protokoll. Sofern der Patient selbst noch dazu in der Lage ist – anderenfalls eine Pflegekraft bzw. der betreuende Angehörige – sollte er gewissenhaft notieren, wann er wie viel getrunken hat, wann er die Blase entleert hat und möglichst auch wie viel Urin es war. Im nächsten Schritt, wobei natürlich weiter protokolliert werden muss, sollte der Patient dann mit dem Blasentraining beginnen und versuchen, die Blasenentleerung nach und nach immer mehr hinauszuzögern. Aufgrund der demenzbedingten Hirnveränderungen ist es allerdings nicht jedem möglich, den Urin zurückzuhalten. In solchen Fällen kann man nur versuchen, anhand des Protokolls ein zeitliches Schema zu entdecken.

Nässt der Patient z. B. spätestens 3 bis 4 Stunden nach der letzten Blasenentleerung ein, so sollte er im Rahmen eines Toilettentrainings jeweils nach 2 Stunden zur Toilette geführt und aufgefordert werden, Wasser zu lassen. Auf diese Weise lassen sich zahlreiche »Unfälle« vermeiden.

Training bei Stuhlinkontinenz

Ein unkontrollierter Stuhlgang erfolgt meist nach Mahlzeiten und/oder nach der Einnahme eines heißen Getränks. Durch den so genannten gastro-kolischen Reflex (Gaster = Magen, Kolon = Dickdarm) bewirkt eine Mahlzeit und/oder ein heißes Getränk oft den Stuhldrang. Bei vielen Menschen ist es z. B. so, dass sie

regelmäßig nach dem Frühstück oder einer anderen Mahlzeit Stuhldrang und – wenn sie diesem nachgeben – auch Stuhlgang haben. Diesen gastro-kolischen Reflex kann man bei dementen Patienten versuchen zu nutzen, indem man den Betroffenen stets nach einer Mahlzeit auf die Toilette bringt und ihm dort genug Zeit für sein Geschäft lässt.
Doch so einfach gestaltet es sich leider nicht immer. Ist keine Mahlzeit der Auslöser, so findet sich aber möglicherweise ein zeitliches Schema – hierzu sollte ebenfalls ein Protokoll geführt werden. Ist ein solches erkennbar, sollte der Demenzkranke stets eine Viertelstunde vor den jeweiligen Stichzeiten auf die Toilette gehen und dort den Stuhlgang abwarten. In den meisten Fällen dürfte es hierbei kein Motivationsproblem geben, da auch dem Demenzkranken daran gelegen ist, kein Malheur anzurichten und auf Windeln zu verzichten.
Sollte auch kein zeitliches Schema vorliegen oder um den Stuhlgang zu diesen Zeiten zu erleichtern, kann man auch eine Bauchmassage vornehmen und/oder Dampfsitzbäder machen (dazu etwas heißes Wasser mit einigen Tropfen Kamillenessenz in die Toilettenschüssel gießen).

Training bei Verstopfung

Zu einem häufigen Problem wird auch die Verstopfung – nämlich dann, wenn der Patient einfach vergisst, zum WC zu gehen. Eine Verstopfung lässt sich aber in vielen Fällen ohne den Einsatz von Medikamenten dauerhaft beseitigen. Man nutzt auch hier den gastro-kolischen Reflex aus, und der Patient geht direkt nach dem Frühstück zur Toilette und versucht sein Geschäft zu machen. Funktioniert dies nicht, so hilft der Pfleger mit einem Zäpfchen oder Klistier nach. Acht Tage lang durchgeführt, beseitigt diese Methode eine Verstopfung in mehr als 85 Prozent aller Fälle.

Keine Medikamente – bei Verstopfung gibt es sanftere Methoden, die den Darm wieder in Bewegung bringen.

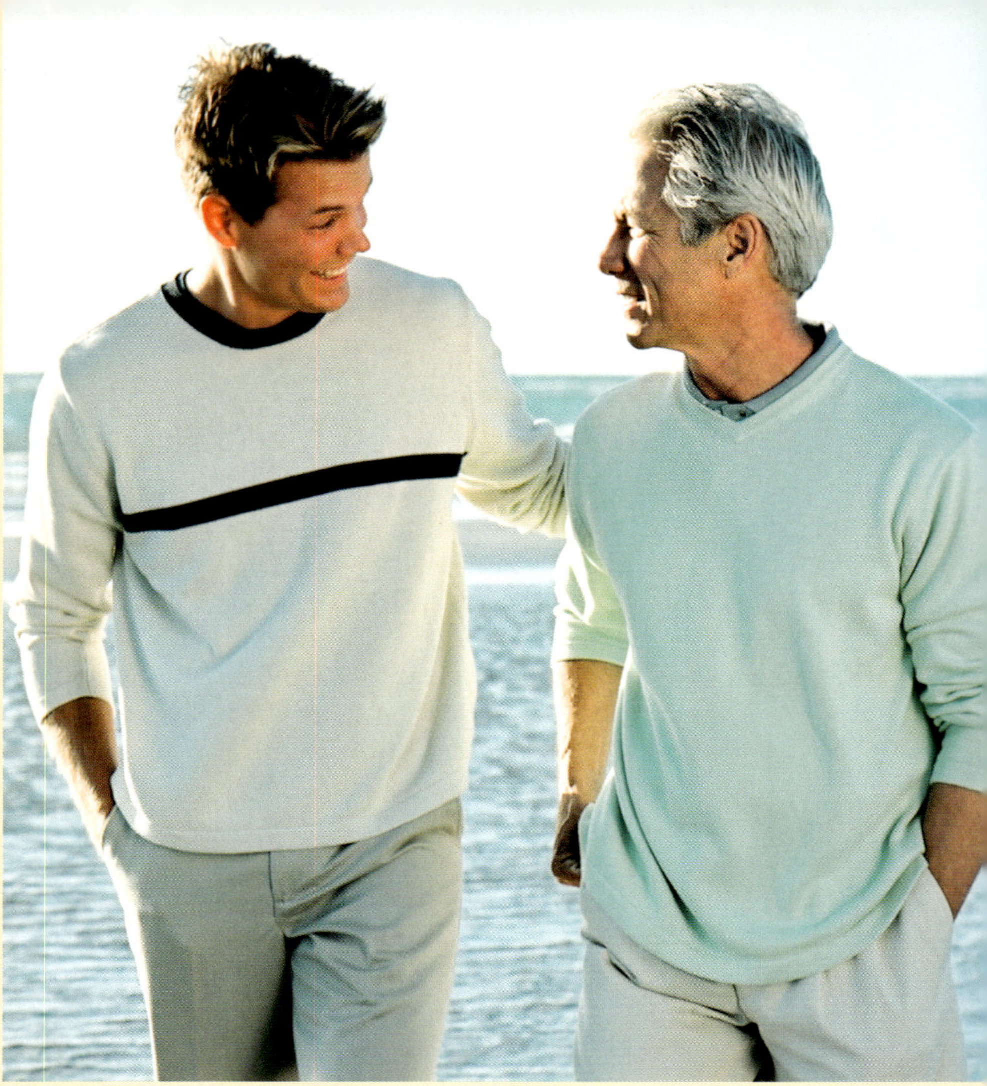

Pflege und Unterstützung – Pfeiler der Menschlichkeit

Die Pflege eines demenzkranken Familienmitglieds bürdet den Angehörigen eine ungeheure Last auf. Dennoch ist es oft der Wunsch der Familie, dass der Demenzpatient so lange wie möglich in seiner gewohnten Umgebung bleiben kann. Um die Pflege möglichst komplikationsfrei zu gestalten, haben sich einige Grundregeln bewährt.

Ganz wichtig: Alltagsroutinen beibehalten

Es hilft dem Kranken sich zu orientieren, wenn der Tagesablauf klar strukturiert ist und weitgehendst dem entspricht, was er bisher gewohnt war. Falls hier Änderungen nötig werden, zum Beispiel weil sich der Zustand des Dementen verschlechtert, so sollten diese nach und nach durchgeführt werden. Ein plötzliches Umkrempeln der Abläufe kann sonst beim Patienten zu starker Verwirrung und depressiven Symptomen führen.

Lassen Sie den Kranken seinen Fähigkeiten entsprechend kleine Aufgaben übernehmen – animieren Sie ihn etwa zur Mithilfe beim Kochen, im Garten, bei der Wäsche etc. Wichtig sind auch regelmäßige Freizeitaktivitäten, die dem Patienten Spaß machen, z. B. gemeinsames Singen und Musizieren, Spazierengehen, Spielen, Lesen bzw. Vorlesen oder auch Malen.

Das An- und Auskleiden übersichtlich gestalten

Auch das An- und Auskleiden gehört zu den täglichen Routinen. Sie sollten dies dem Betroffenen so einfach wie möglich machen, indem Sie:

- diejenigen seiner Kleidungsstücke aussortieren, die er sich nicht mehr allein an- und ausziehen kann,
- ihm nicht die gesamte Bandbreite des Kleiderschranks anbieten, sondern ihn bestenfalls zwischen zwei Outfits wählen lassen,
- die ausgewählte Kleidung in der Reihenfolge übereinander legen, in der er sie anziehen soll.

Bedenken Sie bei allen notwendigen anstehenden Änderungen immer: Verändern Sie nicht alles auf einmal – lassen Sie Ihrem Angehörigen so viel Zeit, wie er benötigt, um sich an neue Umstände zu gewöhnen.

Die Umgebung sinnvoll einrichten

Die gesamte Wohnumgebung des Demenzkranken sollte klar, übersichtlich und freundlich gestaltet sein. Bedenken Sie aber bei notwendigen anstehenden Änderungen auch hier: verändern Sie nicht alles auf einmal - lassen Sie Ihrem Angehörigen so viel Zeit, wie er benötigt, um sich an neue Umstände zu gewöhnen. Konkret bedeutet dies, dass:

- überall in der Wohnung für ausreichend helle Beleuchtung gesorgt werden muss - für die häufig sehschwachen Patienten können dunkle Ecken bedrohlich erscheinen (Spezielle Nachtlichter im Schlafzimmer vermitteln zur Schlafenszeit Sicherheit und ein Geborgenheitsgefühl).
- alles seinen festen Platz hat und nichts Überflüssiges herumsteht (entfernen Sie auch alle Stolperfallen).
- Gefahrenquellen gesichert werden (Gasherd, Elektrogeräte, Treppen, Badewanne, in höheren Etagen auch Fenster und Balkone etc.).
- die Toilette und gegebenenfalls andere Räume ausgeschildert und schnell und unkompliziert zu erreichen sind (siehe auch Seite 107).
- Lärmbelästigungen vermieden werden.
- in allen Räumen gut ablesbare Uhren und Kalender vorhanden sind (siehe auch Seite 106).

Was es bei der Hygiene zu beachten gilt

Jeder demente Mensch wird irgendwann einmal auf fremde Hilfe bei der täglichen Körperhygiene angewiesen sein - wobei diese Hilfe von der Zahnpflege über das Waschen und Baden bis zum Toilettengang reichen kann. Solange es geht, sollte der Kranke natürlich soviel wie möglich davon noch selbst erledigen können. Das ist nicht nur wichtig für sein Selbstwertgefühl: Gerade wenn es ums Baden oder die Toilette geht, fühlen sich viele alte Menschen leicht in ihrem Schamgefühl verletzt.

Sofern es machbar ist, sollten Sie mit dem Kranken besprechen, welche Tätigkeiten er noch alleine verrichten kann und wobei Sie

Es hat sich gezeigt, dass alte Menschen fremde Hilfe bei der Körperhygiene oft besser annehmen können als von den eigenen Angehörigen.

ihm besser helfen sollten. Sollte es dabei zu unüberwindlichen Problemen kommen, ist es manchmal besser, Scham behaftete Tätigkeiten eher von einer fremden Pflegekraft ausführen zu lassen. Es hat sich gezeigt, dass alte Menschen diese Art der Hilfe dann oft besser annehmen können.

Die Wichtigkeit der Zahnpflege

Das Zähneputzen bzw. das Reinigen der Zahnprothese und des Gaumens sollten nach jeder Hauptmahlzeit durchgeführt werden, da es ansonsten zu Entzündungen und Schmerzen im Mundbereich und dadurch bedingt zum Verweigern der Nahrungsaufnahme kommen kann. Der pflegende Angehörige sollte die Zahnpflege deshalb überwachen und eventuell helfend eingreifen, falls der Kranke dies nur unzureichend selbst macht. Das kann darin bestehen, dass Sie dem Kranken lediglich klare und kurze Anweisungen geben müssen. Es kann aber auch sein, dass Sie selbst die Zahnpflege übernehmen müssen.

Dabei kann es mitunter zu argen Problemen kommen, weil manche Patienten einfach ihren Mund nicht öffnen wollen. Ist dies der Fall, so sollten Sie sich mit Ihrem Zahnarzt in Verbindung setzen und ihn nach Lösungsmöglichkeiten fragen.

Damit Waschen und Baden nicht zum Problem werden

Viele Demenzkranke baden nicht gern und haben auch mit dem Waschen Probleme. Damit es nicht erst dazu kommt, sollten Sie Ihrem Angehörigen diesen Vorgang so angenehm wie möglich gestalten, indem Sie:

- für eine angenehme Raumtemperatur sorgen,
- das Wasser nicht zu heiß oder zu kalt einstellen,
- rutschfeste Unterlagen und Haltegriffe in der Badewanne installieren,

- beim Haarewaschen darauf achten, dass kein Wasser in die Augen gelangt (Tipp: Waschlappen vor die Augen halten),
- das Schamgefühl des Kranken respektieren und ihm ein Handtuch zum Bedecken des Intimbereichs geben (auch in der Badewanne!).

Duschen oder Baden?

Hat der Kranke bislang immer lieber geduscht, so lässt sich auf das Baden auch verzichten. Er sollte diese Gewohnheit beibehalten dürfen, nicht zuletzt, um zusätzliche Aufregung durch einen Wechsel seiner Gewohnheiten zu vermeiden.

Der Gang zur Toilette

Ist der Patient auf eine Gehhilfe angewiesen, sollten Sie dies auch bei der Toilette berücksichtigen und eventuell entsprechende Umbauten vornehmen lassen.

Über Methoden, Inkontinenz sowie Verstopfung zu begegnen, haben wir Sie bereits im vorangegangenen Kapitel (ab Seite 122) informiert. Hier deshalb nur noch so viel: Im Badezimmer sollten keine Gegenstände stehen, die der Demenzpatient eventuell mit der Toilette verwechseln könnte – wie Wäschekorb, Eimer oder Ähnliches. Der Raum sollte hell erleuchtet sein, die Toilette problemlos zu erreichen und bestenfalls mit Haltegriffen an den Wänden versehen sein. Ist der Patient auf eine Gehhilfe angewiesen, sollten Sie dies berücksichtigen und eventuell entsprechende Umbauten vornehmen lassen.

Auch die eigenen Nerven gilt es zu schonen

Es ist natürlich leichter gesagt als getan, wenn wir Ihnen empfehlen, ruhig und gelassen zu reagieren, wenn der Kranke versucht wegzulaufen, Angst hat, Ihnen ständig hinterherläuft, weint oder auch aggressiv wird. In solchen Momenten muss man sich immer wieder vor Augen halten, dass es sich hierbei nicht um den Versuch einer bewussten Provokation handelt, sondern Ausdruck der Verunsicherung, Ratlosigkeit und Verzweiflung des Kranken ist. Wenn Sie in solchen Augenblicken aggressiv reagieren, verschlimmern Sie die Situation nur – es entsteht ein gegenseitiges Hochschaukeln der Emotionen und letztlich für beide Seiten unangenehmer Verhaltensweisen.

Der Austausch mit anderen pflegenden Angehörigen

Um mit den Belastungen der Pflege besser zurechtzukommen, sollten Sie sich mit Menschen, die sich in der gleichen Situation befinden wie Sie, austauschen. Hierfür gibt es Selbsthilfegruppen sowie Beratungsgruppen unter fachlicher Leitung, wo Sie Anregungen und Ratschläge bekommen, Wissen über die Krankheit austauschen und von Ihren persönlichen Erfahrungen berichten können. Letzteres ist sogar besonders wichtig, weil Sie bei Menschen mit ähnlichen Problemen wesentlich offener über Ihre Gefühle reden können als mit anderen »Außenstehenden«. Der große Vorteil solcher Gruppen: Sie werden hier sofort verstanden und bekommen keine moralischen Vorhaltungen gemacht, die einem falschen Verständnis der Krankheit entspringen.

Nehmen Sie Hilfsangebote an!

Im Anhang ab Seite 167 finden Sie nützliche Adressen von Ansprechpartnern. Hier können Sie konkrete und kompetente Hilfe erfahren und finden Menschen mit ähnlichen Sorgen und Problemen. Nutzen Sie diese Angebote und profitieren Sie von der Möglichkeit, kompetente Netzwerke im Austausch mit anderen Betroffenen zu bilden. Sie öffnen neue Blickwinkel und machen Vieles leichter im Umgang mit Ihrem sich verändernden Angehörigen.

Professionelle Hilfe in Anspruch nehmen

Dass Demenzkranker, pflegender Angehöriger und Arzt ein Team bilden sollten, haben wir bereits mehrfach erwähnt. Das bedeutet aber natürlich auch, dass der behandelnde Arzt für die Angehörigen stets der erste kompetente Ansprechpartner sein sollte, wenn es zu Problemen kommt. Und die bleiben in aller Regel nicht aus. Denn Sie als Angehörige haben es mit einer Situation zu tun, die alles andere als ideal ist: Sie sind für die auf Sie zukommenden Aufgaben nicht ausgebildet und müssen sich erst langsam Wissen und Fertigkeiten aneignen, wie man damit angemessen umgehen kann.

Bei aller Liebe - Sie dürfen sich für die Pflege Ihres Angehörigen nicht selbst aufgeben!

Sie haben es mit einem Menschen zu tun, der sich bis zur Unkenntlichkeit verändern kann und ein Verhalten an den Tag legt, bei dem alle gewohnten Lösungsstrategien irgendwann versagen. Warum Sie all dies tun? Weil es sich um einen geliebten Menschen handelt, den Sie in Würde aufgehoben wissen wollen!
Eine solche Motivation ist wunderbar und für jeden für uns wünschenswert. Dennoch dürfen Sie sich für die Pflege Ihres Angehörigen nicht selbst aufgeben. Es kommt meist irgendwann der Zeitpunkt, an dem professionelle Hilfe dringend nötig ist. Der behandelnde Arzt und/oder eine Angehörigengruppe bzw. eine der einschlägigen Organisationen können Ihnen hier mit Rat und Tat zur Seite stehen. Anlaufpunkte für die in diesem Kapitel genannten Hilfeleistungen finden Sie im Anhang ab Seite 167. Wir wollen Ihnen hier dennoch einen kurzen Überblick bieten, was alles machbar ist.

Möglichkeit 1: Ambulante Hilfe

Manche anfallenden Aufgaben können von der ambulanten Altenhilfe, Sozialstationen, Hauspflegevereinen und Nachbarschaftshilfen übernommen werden. Man kann hier jedoch nicht prinzipiell davon ausgehen, dass diese auch auf die besonderen Bedürfnisse dementer Menschen eingestellt sind. Es gibt jedoch regional so genannte Helferinnenkreise, über die eine Pflege durch ehrenamtliche aber geschulte Helferinnen möglich ist. In einzelnen Regionen und Städten steht solchen Patienten auch eine spezielle psychiatrische ambulante Krankenpflege zur Verfügung. Auskunft hierüber können Ihnen oft die gerontopsychiatrischen und geriatrischen Kliniken der Umgebung, die gesetzlichen Krankenkassen (z. B. die AOK) oder Selbsthilfegruppen wie die Deutsche Alzheimer Gesellschaft (siehe Anhang Seite 167) erteilen.

Möglichkeit 2: Betreuungsgruppen

Um die pflegenden Angehörigen kurzzeitig – für jeweils einen Nachmittag – zu entlasten, wurden mancherorts Betreuungsgruppen gebildet, in denen ehrenamtliche Helfer tätig sind. Leider sind diese Angebote nicht bundesweit verbreitet. Weiterhelfen können auch hier Selbsthilfegruppen wie die Deutsche Alzheimer Gesellschaft.

Möglichkeit 3: Tagespflege

Wenn die Angehörigen die Betreuung nur abends, nachts und am Wochenende übernehmen können, ist es möglich den Demenzkranken tagsüber in einer Tagespflegeeinrichtung unterzubringen. Hierbei stellen sich jedoch häufig zwei Probleme: Nicht von allen Kranken wird der Umgebungswechsel toleriert, und nur wenige Tageseinrichtungen sind so eingerichtet, dass ein Weglaufen oder Verirren verhindert wären. Demenzkranke, die zum »Ausbüxen« neigen und/oder unter schweren Orientierungsstörungen leiden, sind daher nicht überall ausreichend geschützt.

Demenzkranke, die zum »Ausbüxen« neigen und/oder unter schweren Orientierungsstörungen leiden, sind nicht in allen Pflegeeinrichtungen ausreichend geschützt.

Möglichkeit 4: Pflege im Heim

Die meisten Demenzkranken werden bis zu ihrem Tode zu Hause durch Familienangehörige gepflegt und umsorgt. Oft kommt je-

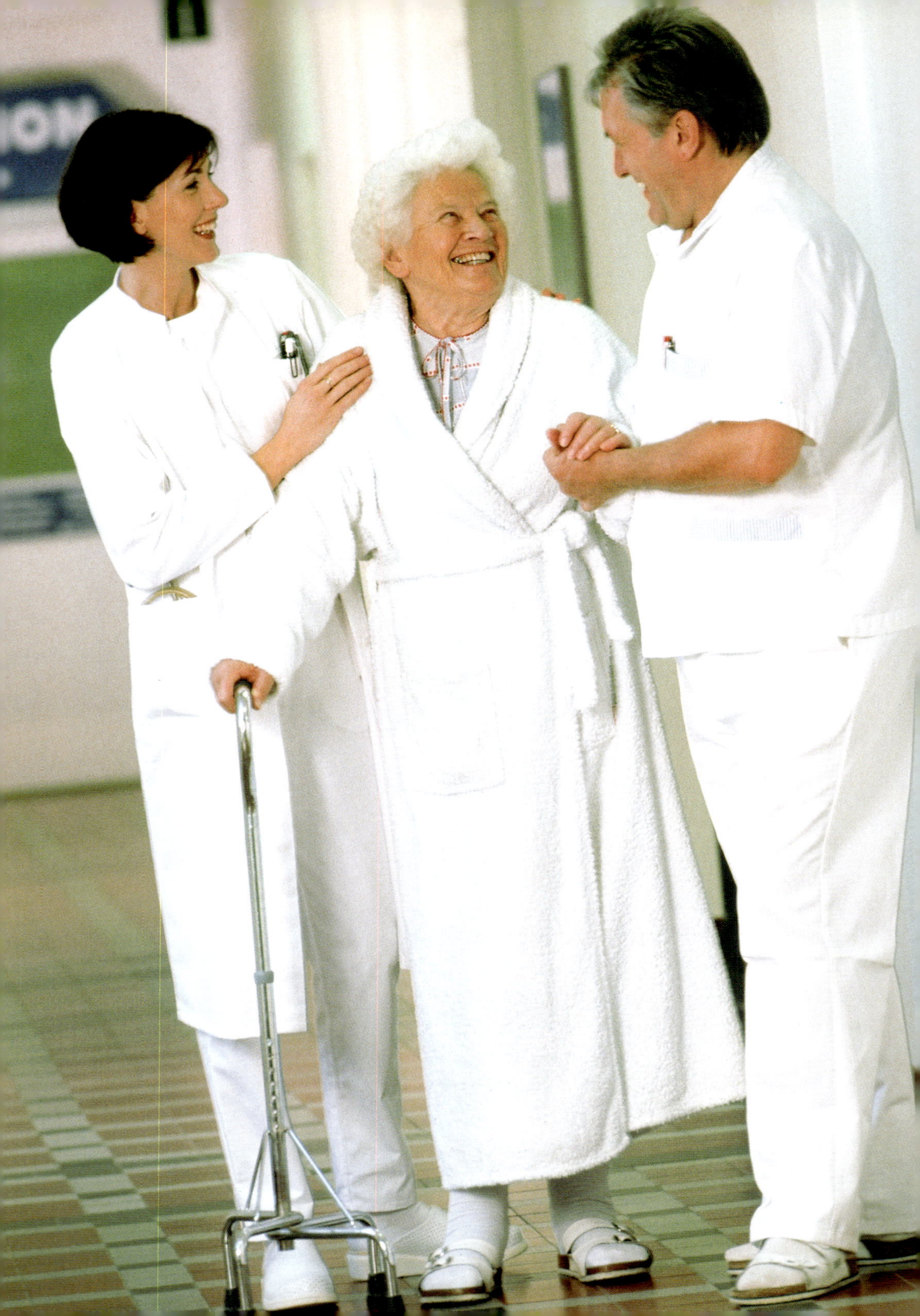

doch der Zeitpunkt, an dem die Angehörigen die Pflege auch mit äußerer Unterstützung nicht mehr weiterführen können. Dann bleibt nur noch die Unterbringung in einer geschlossenen Station, die für den Demenzpatienten keine Tür mehr nach außen hat. Dieser Schritt ist für pflegende Angehörige meist nicht einfach. Umso wichtiger ist es, dass Sie das Heim vorher gründlich unter die Lupe nehmen und prüfen, ob es Ihren Ansprüchen bzw. denen des Kranken entspricht. Handelt es sich um ein gutes Heim, so können alle hiervon profitieren. Der Bewohner wird fachlich kompetent versorgt, es wird so viel Selbstständigkeit wie möglich erhalten und er wird geistig wach und körperlich fit gehalten. Sie als Angehörige werden von der sehr anstrengenden Pflegearbeit entlastet und können in regelmäßigen Besuchen wieder auf die Bedürfnisse und Neigungen Ihres Patienten eingehen. Wenn es gewünscht wird, können Sie in guten Heimen nämlich auch in die Pflege mit einbezogen werden. Besonders wichtig ist dies natürlich in der ersten Zeit, um den Übergang zu erleichtern und die Verhältnisse zu überprüfen.

Möglichkeit 5: Kurzzeitpflege

Auch pflegende Angehörige benötigen ab und zu eine Auszeit von der Routine der Pflege, z. B. für einen Urlaub. Hierfür können Sie den Demenzkranken in manchen Heimen auch für einige Wochen zur Kurzzeitpflege unterbringen. Diese Möglichkeit ist zwar eventuell eine kurzfristige Zusatzbelastung des Kranken, weil er sich in eine neue Umgebung einfügen muss. Dennoch müssen Sie auch an sich denken! Es nützt niemandem, wenn Sie sich so stark verausgaben, dass bei Ihnen selbst keine Kraft mehr vorhanden ist, um mit den Anforderungen umzugehen und sich die Aggressionen möglicherweise bei allen anstauen. Auch hier ist es natürlich anzuraten, das Heim zuvor genau dahin gehend anzuschauen, ob es allen Ansprüchen gerecht wird.

Linke Seite:
In guten Heimen sollte es auf Ihren Wunsch hin auch möglich sein, in die Pflege Ihres Angehörigen miteinbezogen zu werden.

Ein heikles Thema: Die Finanzen

Demente Menschen zu versorgen ist extrem zeitintensiv und daher teuer. Der Angehörige erbringt diese Leistung - oft rund um die Uhr - bestimmt nicht des Geldes wegen. Für ihn steht der geliebte Mensch im Mittelpunkt. Dennoch kann er je nach Pflegestufe zwischen 205 und 665 Euro monatlich von der Pflegeversicherung bekommen. Werden die Leistungen zu Hause von externen Pflegekräften erbracht, zahlt die Pflegeversicherung erheblich mehr - nämlich zwischen 384 und 1432 Euro. Noch mehr Geld fließt aus der Pflegeversicherung, wenn der Patient stationär in einem Heim untergebracht werden muss - zwischen 1023 und 1432, in Härtefällen sogar bis 1688 Euro.

Übersicht über die einzelnen Pflegestufen

Sprechen Sie auf jeden Fall die Krankenkasse zum Thema Pflegeversicherung an, wenn Sie merken, dass Ihr Angehöriger nicht mehr oder nur noch eingeschränkt für sich selbst sorgen kann.

In Deutschland gibt es drei Pflegestufen: Stufe eins kommt dann zum Tragen, wenn der Patient »erheblich pflegebedürftig« ist und über 90 Minuten am Tag Hilfe bei der Körperpflege, der Ernährung oder der Mobilität und zusätzlich mehrfach in der Woche Hilfen bei der hauswirtschaftlichen Versorgung benötigt.

Bei Stufe zwei (»schwer pflegebedürftig«) benötigt der Patient mindestens dreimal am Tag Hilfe.

Pflegestufe drei (»schwerst pflegebedürftig«) kommt zum Tragen, wenn der Kranke eine Versorgung rund um die Uhr, auch Nachts benötigt.

Eine Hilfeleistung ab 1,5 Stunden am Tag - dies ist spätestens ab dem mittleren Stadium der Demenz der Fall - ist ein Fall für einen Antrag bei der Pflegeversicherung. Bei Mitgliedern der gesetzlichen Krankenkassen (z. B. AOK, Ersatzkassen) wird der medizinische Dienst der Krankenkassen (MDK) daraufhin einen Hausbesuch eines Gutachters veranlassen, der die jeweilige Pflegestufe feststellt. Die betreuenden Angehörigen sollten bei der Begutachtung anwesend sein, da gerade Demenzkranke, wenn ih-

Leistungen aus der Pflegeversicherung (in Euro)

	Pflegestufe 1	Pflegestufe 2	Pflegestufe 3
Pflegesachleistung bis monatlich	384	921	1432 (Härtefälle 1918)
Pflegegeld monatlich	205	410	665
Vollstationäre Pflege monatlich	1023	1279	1432 (Härtefälle 1688)
Pflegevertretung durch nahe Angehörige für bis zu vier Wochen pro Jahr bis	205*	410*	665*
Pflegevertretung durch sonstige Personen für bis zu vier Wochen pro Jahr bis	1432	1432	1432
Kurzzeitpflege im Jahr bis	1432	1432	1432
Ergänzende Leistung für Pflegebedarf mit erheblichem allgemeinen Betreuungsaufwand bis jährlich	460	460	460
Pflege in vollstationären Einrichtungen der Behindertenhilfe	10% des-Heimentgeltes, jedoch max. 256	10% des Heimentgeltes, jedoch max. 256	10% des Heimentgeltes, jedoch max. 256
Hilfsmittel zum Verbrauch bis monatlich	31	31	31
Technische Hilfsmittel	90% der Kosten, max. 25% Eigenbeteiligung	90% der Kosten, max. 25% Eigenbeteiligung	90% der Kosten, max. 25% Eigenbeteiligung
Maßnahmen zur Verbesserung des Wohnumfeldes	2557 je Maßnahme bei angemessener Eigenbeteiligung	2557 je Maßnahme bei angemessener Eigenbeteiligung	2557 je Maßnahme bei angemessener Eigenbeteiligung

* auf Nachweis werden den ehrenamtlichen Pflegepersonen notwendige Aufwendungen (Verdienstausfall, Fahrtkosten etc.) bis zum Gesamtbetrag von 1432 Euro erstattet.

Quelle: Bundesministerium für Gesundheit und Soziale Sicherung (BMGS)

re verbliebenen Fähigkeiten bei ihnen selbst abgefragt werden, angeben, alles noch selbst zu können. Auch hier kann die vorherige Nachfrage bei einer Selbsthilfegruppe und ein Gespräch mit dem betreuenden Arzt und dem Pflegedienst hilfreich sein.

Mögliche Leistungen der Pflegeversicherung

Hinweis: Die Pauschalbeträge für die vollstationäre Pflege reichen oft nicht aus, sodass die Angehörigen aus eigener Tasche Zuzahlungen leisten müssen.

Handelt es sich um häusliche Pflege durch einen Angehörigen, so wird Pflegegeld gezahlt. Erfolgt die häusliche Pflege durch einen ambulanten Dienst, wird dafür die so genannte Pflegesachleistung erstattet. Wird der Demenzpatient in der vollstationären Pflege untergebracht, so werden die Aufwendungen mit Pauschalbeträgen abgegolten.
Über die genannten Leistungen hinaus (aktuelle Zahlen siehe Tabelle Seite 135) zahlt die Pflegeversicherung für die oben erwähnte Kurzzeitpflege sowie die teilstationäre Tages- und Nachtpflege. Auch bei notwendigen Verbesserungen des Wohnumfeldes (z. B. spezielle Umbauten) kann die Pflegeversicherung in Anspruch genommen werden: Bei einem angemessenen Eigenanteil übernimmt sie dann bis zu 2.557 Euro je Maßnahme.

Welche rechtlichen Probleme auftreten können

Im Zuge einer Demenz sind die Kranken meist immer weniger dazu fähig, ihre persönlichen Angelegenheiten zu regeln, Rechtsgeschäfte abzuschließen und Willenserklärungen (z. B. ein Testament) abzugeben. Auf der anderen Seite verlieren sie die Fähigkeit, ihre eigenen Leistungsgrenzen zu erkennen – ob sie etwa noch in der Lage sind Auto zu fahren. Dass all dies zu rechtlichen Problemen führen kann, liegt auf der Hand. Es ist deshalb außerordentlich wichtig, dass der Patient rechtzeitig rechtskräftige Dokumente aufsetzt, um späteren Problemen aus dem Weg zu gehen.

Eine Vertretung in persönlichen Angelegenheiten bestimmen

Im Falle der Entscheidungsunfähigkeit des Patienten tritt, sofern nicht vorher andere Verfügungen getroffen wurden, das Betreuungsrecht in Kraft. Dabei entscheidet das Vormundschaftsgericht anhand eines ärztlichen Gutachtens und einer persönlichen Anhörung, ob eine gesetzliche Betreuung für den Patienten gestellt werden muss. Eine solche vom Gericht bestellte Betreuung verwaltet zum Beispiel das Vermögen des Betroffenen und trifft persönliche Entscheidungen für ihn, etwa über die Aufnahme in ein Pflegeheim. Eine solche Betreuung aber kostet Geld.

Dies lässt sich nur umgehen, indem der Patient rechtzeitig einer anderen Person seiner Wahl eine Vollmacht ausstellt. Mit dieser Vollmacht überträgt der Patient dem Betreuer im Falle der eigenen Entscheidungsunfähigkeit die rechtliche Entscheidungsmacht.

Für den Fall der Fälle – jeder sollte rechtzeitig Vorkehrungen treffen, durch wen und wie später einmal seine Rechtsgeschäfte zu entscheiden sind.

Wie sieht es mit der Geschäftsfähigkeit aus?

Demente Menschen können durchaus noch geschäftsfähig sein, das hängt vom jeweiligen Stadium und Verlauf ihrer Erkrankung ab. Kann der Patient aber die Tragweite seiner Entscheidungen in bestimmten Rechtsgeschäften nicht mehr richtig abschätzen, so ist die Geschäftsfähigkeit nicht mehr gegeben. Ein simples Beispiel: isst der Demente liebend gern Schokolade und bietet er dem Pfleger für eine Tafel Schokolade sein Radiogerät als Tauschobjekt an, so übersieht er die Tragweite seines Handelns gewiss nicht mehr.

Gerade in Bezug auf ein Testament ist die Geschäftsfähigkeit von entscheidender Bedeutung. Um sein Testament vor späteren Anfechtungen zu schützen, sollte der Patient sich daher zuvor von einem Facharzt seine Testierfähigkeit bescheinigen lassen.

Die eigene Willensfähigkeit gegebenenfalls per Vollmacht regeln

Auch für eine etwaige notwendige Unterbringung in einem Heim gilt es, rechtzeitig eine Vollmacht für eine Person seines Vertrauens aufzusetzen.

Willensfähigkeit ist die Fähigkeit, Vor- und Nachteile einer Entscheidung gegeneinander abwägen zu können. Das kann beim Demenzpatienten natürlich – wiederum je nach Stadium – sehr wohl der Fall sein. Verfügt der Patient noch über diese Fähigkeit, so kann er selbstverständlich selbst entscheiden, ob er beispielsweise an einer medizinischen Studie mitwirken oder in ein Heim verlegt werden möchte. Auch diesbezüglich gilt es, rechtzeitig eine Vollmacht für eine Person seines Vertrauens aufzusetzen.

Wenn das Autofahren zur Gefahr wird

Meist zu einem bereits sehr frühen Zeitpunkt des Krankheitsverlaufs stellt das Autofahren eine ernsthafte Gefahr für den Patienten selbst sowie für die anderen Verkehrsteilnehmer dar. Der Grund ist ein Nachlassen des Reaktionsvermögens sowie der Fähigkeit, Geschwindigkeiten und Entfernungen richtig abzuschätzen. Da aber das Autofahren für viele Patienten einen wichtigen Faktor für ihr Selbstbewusstsein darstellt, ist es oft nicht einfach, ihn zum Verzicht auf das Fahren zu bewegen.

Sollte sich der Kranke nicht einsichtig zeigen, so ist es im Sinne der Sicherheit aller notwendig, ihn dazu zu zwingen. Möglich ist eine Meldung beim Straßenverkehrsamt, das daraufhin einen (kostenpflichtigen) psychologischen Test vornimmt. Der behandelnde Arzt darf die Meldung aufgrund seiner Schweigepflicht nicht vornehmen. Der Bundesgerichtshof hat dem Arzt allerdings eine so genannte Offenbarungsbefugnis zugebilligt, wenn es um die Wahrung eines höherwertigen Rechtsguts als das der Schweigepflicht geht. Hierzu zählt der Schutz des Lebens und der Gesundheit der Verkehrsteilnehmer. Mit anderen Worten: Wenn der Arzt der Meinung ist, die Allgemeinheit würde durch den Patienten gefährdet, kann er in diesem besonderen Fall Meldung erstatten. Besser und sicherer ist es aber, wenn die Angehörigen dies übernehmen, wenn der Demenzpatient partout nicht aufs Fahren verzichten will.

Eventuellen Haftpflichtschäden vorbeugen

Im Zuge einer Demenzerkrankung ist die Unfallgefahr nicht nur für den Betroffenen sehr groß. Sein Verhalten kann unter Umständen auch andere Menschen sowie das Eigentum anderer schädigen. Man denke nur an die Brandgefahr durch eine vergessene Pfanne auf dem angeschalteten Herd oder die Möglichkeit eines Wasserschadens, sollte der Patient vergessen, dass er sich gerade Badewasser einlässt.

Die Haftpflichtversicherung ist in solchen Fällen die einzige Rettung vor einem manchmal riesigen finanziellen Schaden. Besteht für den Patienten bereits eine Haftpflichtversicherung, so wird diese durch die Krankheit nicht tangiert. Sie sollten der Versicherung jedoch Meldung über die bestehende Demenzerkrankung machen. Sollte noch keine Haftpflichtversicherung bestehen, so sollten Sie diese unbedingt abschließen – in Ihrem eigenen Interesse!

Dringendes Muss: Sollte noch keine Haftpflichtversicherung für den Patienten bestehen, so sollten Sie diese unbedingt abschließen – in Ihrem eigenen Interesse!

Für den Fall der Fälle – die Patientenverfügung

Eine sicher nicht angenehme aber notwendige Entscheidung sollte der Patient ebenfalls frühzeitig treffen: Ob und in welchem Umfang nämlich er in einem medizinischen Notfall lebensverlängernde Maßnahmen bekommen möchte. Konkret bedeutet das, ob der Patient beispielsweise künstlich beatmet werden möchte, wenn der Körper die Atmung nicht mehr selbst steuern kann. Die Problematik ist so umfangreich und kompliziert, dass wir sie hier nicht diskutieren können. Wir möchten Sie nur dazu anregen, sich mit dem Demenzkranken darüber auszutauschen. Sollte er keine Patientenverfügung erlassen, so wissen zumindest die Angehörigen im Notfall, was der Patient gewollt hätte. Für den Demenzkranken sicherer ist natürlich die eigene Verfügung.

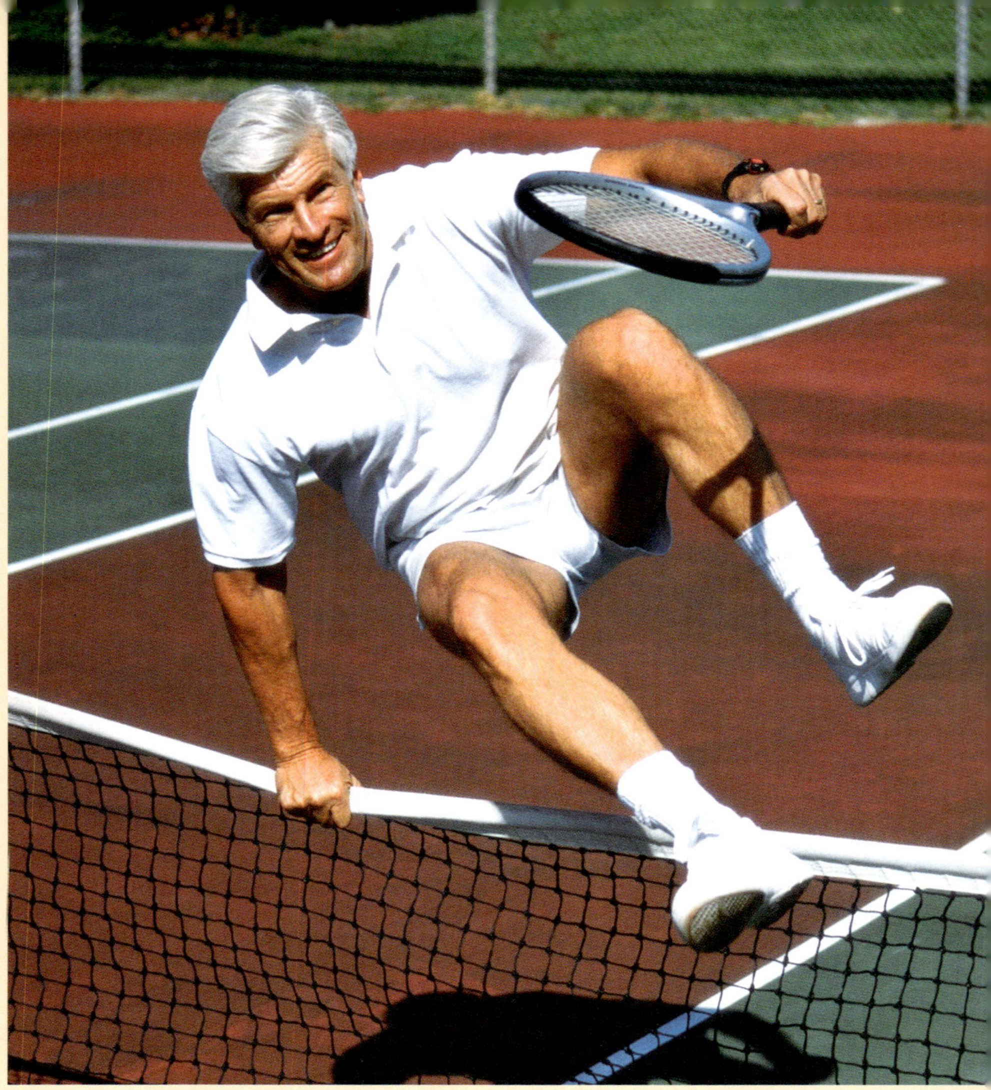

Es muss nicht so weit kommen: Beugen Sie vor!

Inzwischen kennen Sie die Risikofaktoren für Demenzerkrankungen – für die vaskulären Demenzen wie für die Alzheimerkrankheit. Glücklicherweise lassen sich die meisten ändern und für die gezielte Prävention nutzen. Lesen Sie, wie Sie über Änderungen in Ihrem Lebensstil das Demenzrisiko reduzieren können.

Das A & O: Bluthochdruck senken

Wie Sie erfahren haben, ist erhöhter Blutdruck ein wichtiger Risikofaktor für vaskuläre Demenzen und Alzheimer. Diesen zu senken, ist sozusagen der Königsweg zur Vermeidung einer Demenz. Um dies zu erreichen gibt es neben der medikamentösen Behandlung eine Reihe weiterer Möglichkeiten:

- Reduzieren Sie Übergewicht.
- Achten Sie auf eine gesunde Ernährung.
- Verwenden Sie weniger Salz (Achtung: Gilt nicht für jeden! Siehe hierzu Seite 143).
- Treiben Sie regelmäßig Sport.
- Senken Sie Ihren Alkoholkonsum oder verzichten Sie besser ganz darauf.
- Hören Sie auf zu rauchen.

Weniger ist mehr: Übergewicht reduzieren

Viele Menschen mit Bluthochdruck könnten den Druck allein durch die Reduzierung möglichen Übergewichts so weit herunterbringen, dass sie keine Medikamente mehr benötigen. Der Gewinn ist gewaltig: Schon zehn Kilo weniger auf der Waage können den Blutdruck bereits um 5 bis 20 Millimeter Quecksilbersäule (mmHg) senken - maximal also 2 mmHg pro verlorenem Kilo.

Um festzustellen, ob wir Übergewicht haben, brauchen wir eigentlich nur in den Spiegel zu schauen: Finden wir an den Oberschenkeln, den Hüften, am Bauch und/oder unter dem Kinn wenig vorteilhafte Pölsterchen, so haben wir Übergewicht. Auch die Waage kann uns Hinweise geben, doch das reine Körpergewicht sagt wenig darüber aus, ob wir Übergewicht haben oder nicht. Denn entscheidend ist die Menge des Fettgewebes im Körper. Da Fettgewebe jedoch weniger wiegt als Muskeln, kann ein gut trainierter Mensch - mit einem natürlich geringeren Krankheitsrisi-

ko – deshalb sogar mehr Kilo auf die Waage bringen als ein gleich großer mit reichlichen Fettdepots. Vor diesem Hintergrund betrachtet ist auch der so genannte Body-Mass-Index (BMI) mit Vorsicht zu genießen, da er nur zwei Größen einbezieht: Die Körpergröße sowie das Körpergewicht (Berechnung siehe Kasten unten). Mehr Aussagekraft bekommt der BMI, wenn man noch die Fettverteilung hinzunimmt.
Denn es hat sich gezeigt, dass der so genannte Apfel-Typ mit Fettpolstern am Bauch gesundheitlich gefährdeter ist als der Birnen-Typ mit Fettdepots an Hüfte und Oberschenkeln. Dies lässt sich leicht selbst herausfinden: Messen Sie mit einem Maßband den Körperumfang einmal an der Taille und einmal um die Hüfte. Dann teilen Sie den Taillenumfang durch den Hüftumfang. Dieses Hüfte-Taille-Verhältnis (hip-waist-ratio) sollte bei Frauen unter 0,85 liegen, bei Männern unter 1.

Der Body-Mass-Index

So errechnen Sie Ihren BMI:

Teilen Sie Ihr Körpergewicht (in Kilogramm) durch Ihre Körpergröße (in Metern) zum Quadrat. Als Formel:

BMI = (Körpergewicht in kg) : (Körpergröße in Metern x Körpergröße in Metern)

Ein Beispiel: 70 kg : (1,70 m x 1,70 m) = 70 : 2,89 = 24,2

BMI	Bewertung
< 20	Untergewicht
20 – 24,9	Normalgewicht
25 – 29,9	Leichtes bis mäßiges Übergewicht
30 – 39,9	Starkes Übergewicht
> 40	Sehr starkes Übergewicht / Adipositas

Eine Frage des Gleichgewichts

Auch in Ruhe, wenn wir also ganz entspannt auf dem Sofa liegen, verbraucht unser Körper eine bestimmte Menge an Energie. Man nennt dies den Grundumsatz. Hinzu kommt der Kalorienverbrauch, den wir bei unseren Alltagstätigkeiten haben. Er ist natürlich höher, wenn wir körperlich hart arbeiten oder mehrfach pro Woche intensiv Sport treiben, als wenn wir nur mit dem Auto zur Arbeit fahren und eine überwiegend sitzende Bürotätigkeit ausüben. Wenn Sie wissen wollen, wie hoch Ihr Energieverbrauch pro Tag tatsächlich ist, können Sie dies leicht anhand einer Tabelle ausrechnen. Die Tabelle finden Sie auf Seite 166. Bitte beachten Sie bei der Rechnung aber, dass Punktrechnung vor Strichrechnung geht, dass Sie also die Multiplikationen und erst dann die Subtraktionen bzw. Additionen vornehmen müssen.

Wie viel auch immer wir essen: Nehmen wir genau so viele Kalorien zu uns wie wir verbrauchen, bleibt unser Körpergewicht konstant. Essen wir aber mehr als wir benötigen, so nehmen wir zwangsläufig zu, da der Körper nicht benutzte Kalorien in Form von Fett speichert. Es gibt also grundsätzlich zwei Wege, Übergewicht abzubauen: Weniger Kalorien zu sich nehmen - vor allem weniger Fette - und/oder mehr Kalorien verbrauchen - also Sport treiben.

Nähere Informationen zu gesunder, kalorienarmer Ernährung und Sport finden Sie auf Seiten 148ff.

Salz? Für die meisten kein Problem

Der Normalbürger nimmt täglich etwa 10 Gramm Kochsalz zu sich. Mehr als genug, benötigt der Körper doch nur zwei bis drei Gramm am Tag - nur wenn wir viel schwitzen mehr. Erhöht dieses Zuviel an Salz aber tatsächlich den Blutdruck, wie immer wieder behauptet wird? Bei manchen schon. Denn drei von zehn Menschen gehören zu den so genannten Kochsalzsensitiven, das heißt, diese Menschen reagieren auf Salz mit einer Blutdruckerhöhung. Sie sollten natürlich ihren Kochsalzverbrauch einschrän-

Alles in allem führt eine Salzreduktion jedoch nicht zu wesentlichen Blutdrucksenkungen – im Schnitt sind es nur 2 bis 8 mmHg.

ken. Alles in allem führt eine Salzreduktion jedoch nicht zu wesentlichen Blutdrucksenkungen – im Schnitt sind es nur 2 bis 8 mmHg.

Sport wirkt ebenfalls blutdrucksenkend

Für sich genommen senkt Sport in Form von Ausdauertraining (z. B. Walking, Joggen) für je mindestens 30 Minuten an den meisten Tagen der Woche den Blutdruck um 4 bis 9 mmHg. Da regelmäßiger Sport jedoch nahezu automatisch auch Übergewicht

Viel Bewegung an der frischen Luft und in Gemeinschaft von Freunden – so macht (nicht nur) das Alter Spaß!

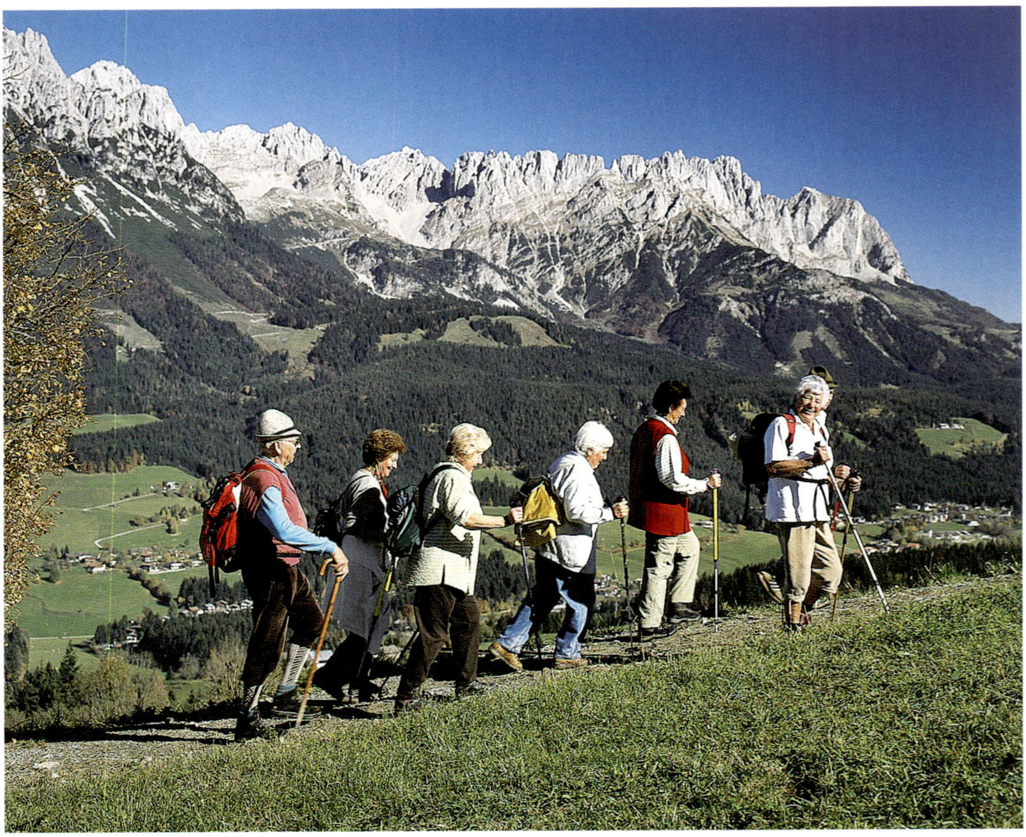

abbaut, sind die Effekte auf den Blutdruck gleichwohl wesentlich größer (siehe Seite 141).

Vorsicht mit dem »Genuss« von Alkohol!

Selbst geringe Mengen Alkohol erhöhen den Blutdruck. Für jemanden, der bereits unter Bluthochdruck leidet, ist dies natürlich fatal. Für den Normalbürger, der nur hin und wieder geringe Mengen Alkohol konsumiert und keinen erhöhten Blutdruck hat, ist das Risiko gering. Haben doch sogar zahlreiche Studien mittlerweile gezeigt, dass ein Drink am Tag – ein »Standarddrink« entspricht dabei 12 Gramm reinen Alkohols – das Sterblichkeitsrisiko insgesamt sowie das Risiko an einer Herz-Kreislauf-Erkrankung zu sterben, gegenüber einem völlig abstinenten Menschen leicht verringert.

Doch pro Jahr werden in Deutschland 10 Milliarden Liter Bier getrunken, 180 Millionen Liter Hochprozentiges und knapp 2 Milliarden Liter Wein und Sekt. Im Ernährungsbericht für Deutschland des Jahres 2000 hat die Deutsche Gesellschaft für Ernährung (DGE) errechnet, dass Männer zwischen 25 und 51Jahren durchschnittlich knapp 21 Gramm reinen Alkohol pro Tag zu sich nehmen, Frauen der selben Altersgruppe etwas über 12 Gramm am Tag.

Das wäre ja noch im Rahmen, würde sich diese Menge tatsächlich auf alle verteilen. Tut sie aber nicht! Denn viele trinken weniger oder gar nichts. Es muss also eine Menge Menschen geben, die deutlich mehr konsumieren. Und daraus ergeben sich erhebliche Probleme, da ein chronisch erhöhter Alkoholkonsum den Blutdruck auch dauerhaft erhöhen kann.

Fazit: Menschen mit bestehendem Bluthochdruck sollten Alkohol meiden. Und für alle anderen gilt: Mehr als der »Standarddrink« am Tag – womit übrigens nicht jeder Tag des Jahres gemeint ist! – sollte vermieden werden, um den normalen Blutdruck nicht zu gefährden.

Das kleine Gläschen am Abend… ist bei Gesunden unbedenklich; alle anderen sollten sich einschränken oder lieber ganz darauf verzichten!

Blutdrucksenkende Medikamente

Wenn die oben genannten Methoden der Blutdrucksenkung nichts oder zu wenig bringen, wird der Arzt zusätzlich ein Medikament verschreiben. Zunächst wird er es mit nur einem Präparat versuchen: einem so genannten Betablocker, Diuretikum, Kalziumantagonisten oder ACE-Hemmer. Bringt dies keine ausreichende Senkung, kann er Kombinationen testen: zum Beispiel ein Diuretikum plus einen Betablocker oder ein Kalziumantagonist, oder aber einen ACE-Hemmer plus einen Betablocker.

Die Cholesterinwerte wirksam senken

Über Cholesterin und die Gefahren durch erhöhte Cholesterinwerte im Blut haben wir Ihnen schon eine Menge berichtet (siehe ab Seite 49). An dieser Stelle lautet die Frage: Was können wir tun, um erhöhte Werte zu senken? Wie beim Bluthochdruck haben wir auch hier wieder drei Hauptmöglichkeiten: Sport, Ernährung und Medikamente.

Das Dreamteam: Sport und gesunde Ernährung

Mit Sport, fettarmer Ernährung und notfalls Medikamenten lassen sich erhöhte Blutfettwerte fast immer ausreichend senken.

Mittels der Kombination Sport und fettarme Ernährung – in gewissem Maße auch mit jeder Maßnahme allein – lassen sich die Blutfettwerte bereits in sehr vielen Fällen problemlos ins Lot bringen: Die Werte des »guten« HDL-Cholesterins steigen an, erhöhte Triglyzeridwerte sinken. Dabei beträgt der Anstieg des HDL-Cholesterins bei regelmäßigem Training zwar im Schnitt nur 4,6 Prozent und ist Studien zufolge größer bei besonders schlechten Ausgangswerten, geringer bei zuvor bereits akzeptablen Werten. Doch weit wichtiger als die reinen HDL-Werte scheint zu sein, dass ein Anstieg der Werte auf weitere wichtige Mechanismen hindeutet, die durch gezieltes Training verbessert werden:

- Der Rücktransport von Cholesterin aus den Adern zur Leber.
- Antioxidative Effekte, wodurch das Cholesterin in den Adern weniger stark oxidiert (»ranzig« wird).
- Verringerung der Verklumpungsneigung des Blutes.
- Verbesserungen der Funktion der Aderinnenhaut (Intima).
- Minimierung der Zeit, die das »böse« LDL-Cholesterin in den Adern verbleibt.

Auch erhöhten Werten des »bösen« LDL-Cholesterins lässt sich beikommen: und zwar über eine fett- und cholesterinarme Ernährung. Diese kann den LDL-Spiegel um durchschnittlich 11 Prozent senken. Das alles ist schon gut für sämtliche Adern im Körper, auch für die des Gehirns.

Im Notfall helfen auch Medikamente

Auch hier gilt wieder, dass zunächst die Änderungen des Lebensstils - Sport und gesunde Ernährung - ausprobiert werden sollten. Reichen diese Maßnahmen nicht aus, sollte der Arzt Medikamente verschreiben. Sind nur die Triglyzeridwerte erhöht, verordnet der Arzt meist so genannte Fibrate oder Nikotinsäure. Sind dagegen auch die Cholesterinwerte erhöht, sind derzeit die so genannten Statine die Mittel der Wahl. Sie senken den LDL-Wert um durchschnittlich 20 Prozent.

Wenn Medikamente mehr bringen als Sport und Ernährung, warum dann den mühevolleren Weg gehen? Ganz einfach: weil Sport und gesunde Ernährung nicht nur einen einzelnen gesundheitlich wichtigen Faktor positiv beeinflussen, sondern eine Vielzahl. Denn diese beiden Maßnahmen senken auch weitere Krankheitsrisiken - etwa das Krebsrisiko - in erheblichem Maße. Zudem: Die Blutfettwerte senkenden Medikamente können in Einzelfällen schwere Nebenwirkungen haben - sicherlich erinnern Sie sich noch an die Diskussionen um den Lipidsenker Cerivastatin (Handelsname z. B. Lipobay®).

Der Stoffwechsel auf Abwegen: Das metabolische Syndrom

Unter dem metabolischen Syndrom versteht man ein oft tödliches Quartett aus Übergewicht, Zuckerkrankheit (Diabetes mellitus), erhöhten Blutfettwerten (LDL-Cholesterin, Triglyzeriden) und Bluthochdruck. Über Bluthochdruck, erhöhte Blutfettwerte und Übergewicht haben wir bereits gesprochen. Bleibt noch die Zuckerkrankheit, die wie bereits erwähnt ebenfalls einen Risikofaktor für Demenzerkrankungen darstellt. Abgesehen vom ererbten und deutlich selteneren Diabetes Typ I – dabei werden die Insulin produzierenden Zellen der Bauchspeicheldrüse durch das körpereigene Immunsystem zerstört – ist die Zuckerkrankheit (Diabetes Typ II) zu einem großen Teil auf vermeidbare Faktoren zurückzuführen: Falsche Ernährung und zu wenig Bewegung. Genau hier muss folglich auch die Vorbeugung ansetzen.

Fitnessgarant Sport: Die Basics

Wer sich dazu entschlossen hat, durch mehr Bewegung sein Demenzrisiko und zahlreiche weitere Gesundheitsrisiken zu senken, sollte zunächst einmal zum Arzt gehen. Zum einen natürlich, um zum Beispiel eine möglicherweise versteckte Herzerkrankung oder andere Krankheiten zu erkennen, die beim Sport gefährlich werden könnten. Zum anderen aber, um vom Arzt seine maximale Trainingsfrequenz mitgeteilt zu bekommen. Diese zu kennen ist von größter Bedeutung, weil weder ein Zuviel noch ein Zuwenig an Trainingsintensität die gewünschten Anpassungsleistungen des Körpers erbringt. Der Anfänger sollte deshalb mit etwa 65 Prozent seiner maximalen Herzfrequenz trainieren, bei bestehenden Gesundheitsproblemen sogar noch weniger. Später, wenn der Körper sich den neuen Anforderungen angepasst hat, liegt die maximale Trainingsfrequenz bei etwa 80 Prozent der maximalen Herzfrequenz.

Rechte Seite:
Wenn sich der Körper den neuen Anforderungen beim Sport angepasst hat, liegt die maximale Trainingsfrequenz bei etwa 80 Prozent der maximalen Herzfrequenz.

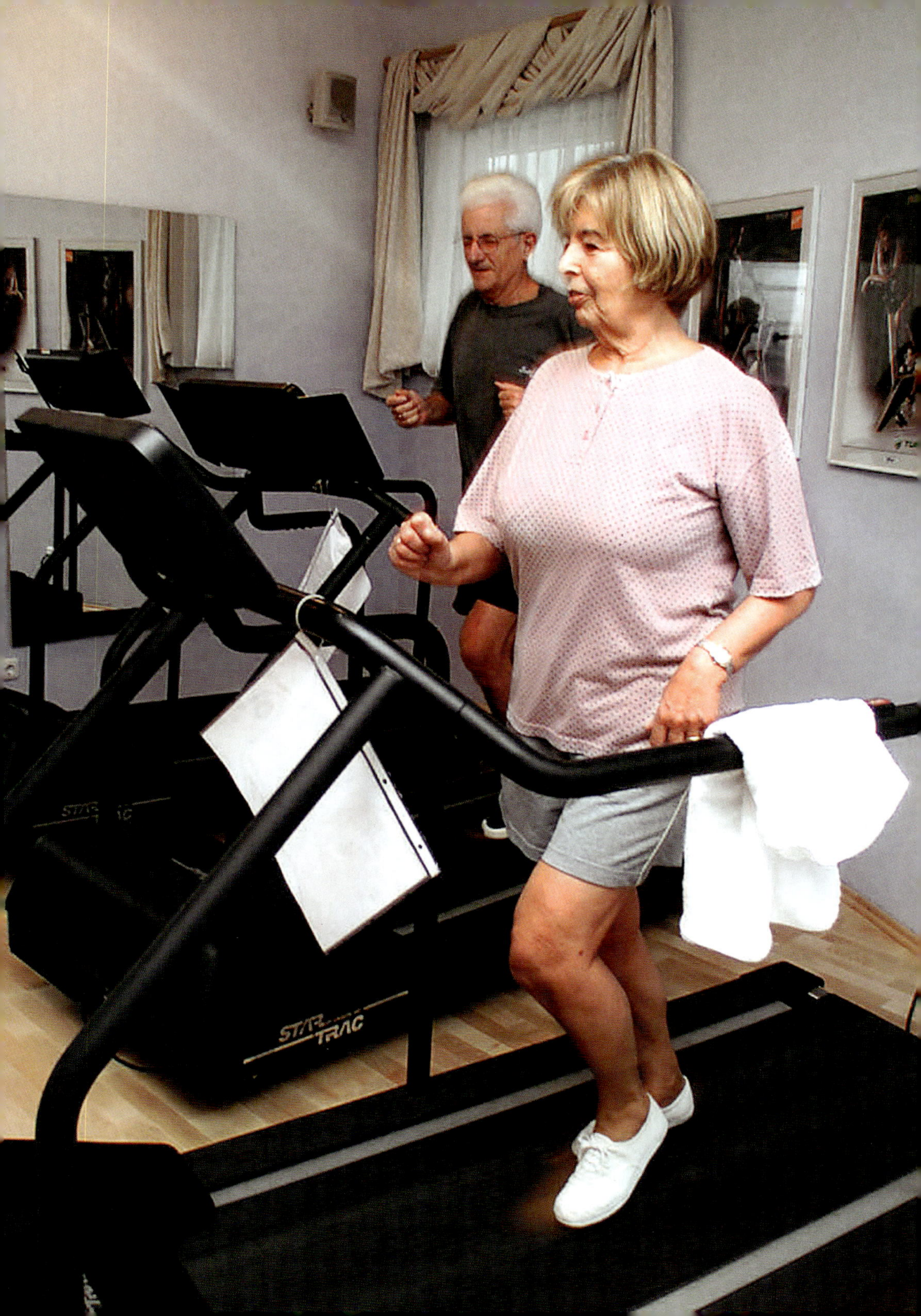
STAR TRAC

Den optimalen Trainingspuls ermitteln

Kleine Faustregel am Rande: Man sollte beim Training nie aus der Puste kommen, sondern sich dabei noch locker unterhalten können.

Auch wenn es natürlich besser wäre, wenn jeder Sport-Neueinsteiger zuerst vom Arzt seine maximale Trainingsfrequenz ermitteln ließe: Die Realität sieht leider anders aus. Da wir auch Ärztemuffeln die Chance zum gesunden Sporttreiben geben wollen, hier eine einfache Pulsformel, die zwar längst nicht so genau ist wie die Messung durch den Arzt, die aber immerhin einen ungefähren Wert liefert:

So errechnen Sie Ihren Trainingspuls

Maximale Trainingsfrequenz für Anfänger
= Ruhepuls + ((220 – Lebensalter) – Ruhepuls)) x 0,65

Ihr Lebensalter kennen Sie. Nun brauchen Sie noch Ihren Ruhepuls, den Sie morgens nach dem Aufwachen, aber vor dem Aufstehen messen sollten. Lassen Sie uns ein Beispiel für einen 40-jährigen Mann durchrechnen, der einen Ruhepuls von 60 gemessen hat:

So berechnen Sie Ihre optimale Trainingsfrequenz

Beispiel: Ein 40-jähriger Anfänger hat einen Ruhepuls von 60 Schlägen in der Minute =
60 + ((220 – 40) – 60)) x 0,65 =
60 + (180 – 60) x 0,65 =
60 + 120 x 0,65 =
60 + 78 =
138

Bitte beachten Sie bei der Berechnung, dass Punktrechnung vor Strichrechnung geht und Sie folglich in unserem Beispiel zuerst 120 mal 0,65 rechnen müssen, ehe Sie die 60 hinzuzählen.
Um die Trainingsfrequenz auch tatsächlich einzuhalten und vor allem nicht darüber zu kommen, empfiehlt sich die Anschaffung

einer Pulsuhr. Es gibt sie in allen Preisklassen und mit mehr oder weniger vielen Zusatzfunktionen. Wirklich wichtig ist dabei aber nur eine: Die Pulsuhr sollte so programmierbar sein, dass sie beim Überschreiten der maximalen Trainingsfrequenz einen Warnton abgibt. Eine kleine Faustregel am Rande: Man sollte beim Training nie aus der Puste kommen, sondern sich dabei noch locker unterhalten können.

Welche Sportart ist für mich geeignet?

Optimal für das gesamte Herz-Kreislauf-System - also auch für das Gehirn - sind alle Ausdauersportarten: Walking, Joggen, Fahrrad Fahren, Schwimmen, Inlineskaten und Skilanglauf. Übergewichtige sollten nicht unbedingt mit Joggen oder Skaten beginnen, da diese Sportarten die Gelenke stärker belasten. Fahrrad Fahren, Walking und Schwimmen eignen sich dagegen immer, wobei Schwimmen durch den Auftrieb im Wasser die Gelenke besonders wenig belastet. Optimale Ergänzung zum Ausdauertraining: Gymnastik und Kräftigungsübungen mit Hanteln oder dem elastischen Theraband, mit dem sich verschiedene Widerstände simulieren lassen.

Optimale Ergänzung zum Ausdauertraining: Gymnastik und Kräftigungsübungen mit Hanteln oder dem elastischen Theraband, mit dem sich verschiedene Widerstände simulieren lassen.

Trainingszeit – wie oft und wie lange?

Früher ging man davon aus, dass die positiven Effekte bereits mit einem dreimaligen Training pro Woche von je 30 Minuten voll ausgeschöpft würden. Aufgrund vieler Studien weiß man heute, dass es sinnvoller ist, fünf- bis siebenmal die Woche für jeweils mindestens 30 Minuten, dafür aber lieber bei einer niedrigeren Intensität zu trainieren. Die 30 Minuten lassen sich dabei auch in kleinere Trainingseinheiten aufteilen, wobei aber keine kürzer als 10 Minuten sein sollte.

Wichtig ist, sich nicht zu überfordern: Daher sollten Sie am Anfang lieber seltener und mit geringerer Intensität trainieren.

Denn wer sich zu viel zumutet, um beispielsweise mit anderen mithalten zu können, bringt sich nicht nur um die positiven Effekte. Er wird vermutlich auch bald keine Lust mehr haben, da ihn das Training zu sehr anstrengt.

Das schmeckt mir: Ernährungsbasics

Der Ernährungsbericht für das Jahr 2000 der Deutschen Gesellschaft für Ernährung (DGE) kommt zu dem Ergebnis, dass Männer im Durchschnitt 8,2-mal pro Woche auswärts essen, Frauen 6,6-mal. Rechnet man diese Ergebnisse auf die 21 Mahlzeiten um, die wir pro Woche zu uns nehmen, so essen Männer knapp 40 Prozent, Frauen gut 30 Prozent ihrer Mahlzeiten außer Haus. Das wäre an sich nichts Schlimmes, würde diese Außer-Haus-Ernährung nicht deutlich mehr Fleisch und Wurst enthalten als gut für uns ist. Denn Ernährungswissenschaftler sind sich in diesem Punkt ganz sicher: Fleisch und Wurst gehören nicht täglich auf den Tisch!

Die Ernährungspyramide

Einen guten Ansatzpunkt für eine gesunde Ernährung bietet die so genannte Ernährungspyramide (siehe Grafik rechts). Danach sollten kohlenhydratreiche und vollwertige Nahrungsmittel wie Erzeugnisse aus Vollkorngetreide, Kartoffeln, Vollkornreis und -nudeln sowie Getreideflocken die Basis unserer Ernährung bilden.
Den nächst großen Block bilden Obst und Gemüse. Die Spitze besteht aus eiweißhaltigen Lebensmitteln: Milchprodukte, (vorzugsweise in der fettarmen Variante), Fisch, Geflügel, Fleisch und Trockenbohnen. Weißmehlprodukte wie Kuchen, Süßigkeiten, Öle und Fette sollten wir hingegen nur in sehr geringem Maße zu uns nehmen.

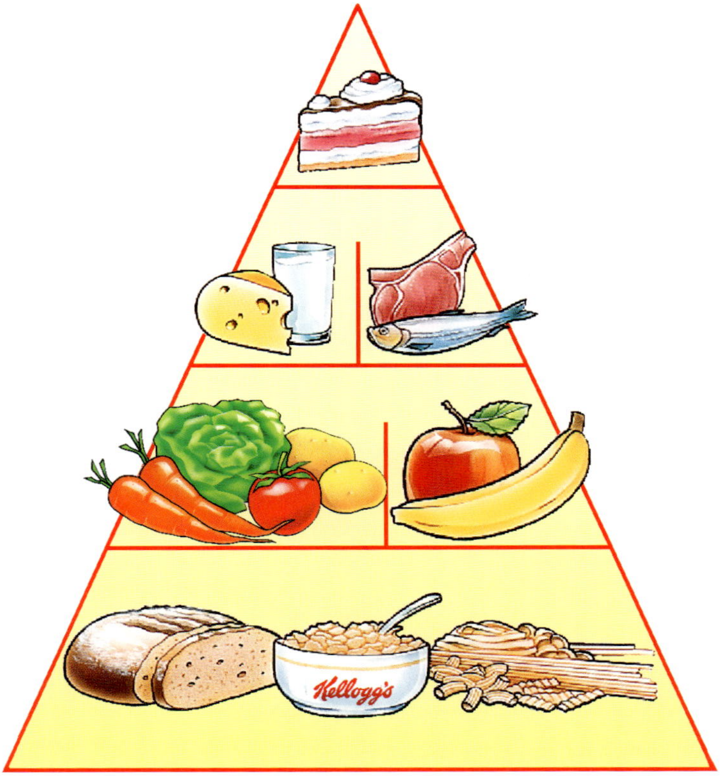

Sie planen, Ihre Ernährung in Richtung »gesund und frisch« umzustellen? Schauen Sie anfangs immer mal wieder auf die Ernährungspyramide – so wissen Sie sofort, ob Sie zulangen dürfen oder nicht.

Viele gute Gründe

Lassen Sie uns in einem kurzen Parforceritt - dieses Buch soll schließlich keinen Ernährungsratgeber ersetzen - ergründen, welche Vor- bzw. Nachteile die einzelnen Bestandteile der Ernährungspyramide haben.

Voll-Wert: die Basis der Pyramide

Vollkorngetreide, Kartoffeln, Vollkornreis und Vollkornnudeln enthalten zum einen langkettige Kohlenhydrate, die nach ihrer Spaltung im Darm in Form des Einfachzuckers Glukose ins Blut gelangen. Das ist auch bei Weißmehlprodukten und Süßigkeiten der Fall. Doch anders als bei diesen gelangt die Glukose aus Vollkornprodukten nur langsam ins Blut. Dadurch wird einerseits eine konstantere Versorgung des Gehirns mit dem Brennstoff Glukose gewährleistet – das Gehirn ist das einzige Organ des Körpers, das seine Energie ausschließlich aus Glukose gewinnt – und andererseits kommt es nicht wie bei Weißmehl und Süßigkeiten zu extremen Insulinspitzen und einem dadurch oft dauerhaft erhöhten Insulinspiegel im Blut.

Zudem enthalten die Nahrungsmittel der Pyramidenbasis nicht nur viele Ballaststoffe, die unter anderem für einen gesunden Darm wichtig sind, sondern auch Vitamine und Mineralstoffe, die in Weißmehlprodukten und weißem Reis fast gänzlich fehlen.

Am besten 5-mal täglich: Obst und Gemüse

Dass Gemüse und Obst jede Menge Vitamine, Mineralstoffe und Spurenelemente sowie Ballaststoffe enthalten, ist bekannt. Schon deshalb sollten wir mindestens fünfmal am Tag zu Gemüse und Obst greifen. In der Praxis aber sieht es anders aus: Nur rund vier Prozent der Deutschen kommen auf die von Ernährungswissenschaftlern geforderten Mengen.

Obst und Gemüse enthalten darüber hinaus noch viele so genannte sekundäre Pflanzenstoffe, die zumindest in Experimenten an Zellen sowie in Tierversuchen ihre gesundheitsschützenden Wirkungen (z. B. Krebsschutz, Schutz der Blutgefäße) bewiesen haben. Ob sich die Ergebnisse auf den Menschen übertragen lassen, ist noch nicht ausreichend nachgewiesen – es ist jedoch recht wahrscheinlich.

Vorsicht Falle: Eiweißbomben

Natürlich benötigt der Körper Eiweiß. Allerdings längst nicht so viel, wie die meisten denken: 0,8 Gramm pro Kilogramm Körpergewicht – für einen 70 Kilo schweren Menschen also nur 56 Gramm – reichen am Tag meist aus. Mehr als zwei Gramm je Kilo kann der Körper nicht nur nicht verwerten, es kann sogar gefährlich werden, da hierdurch die Kalziumausscheidung gefördert wird, was wiederum eine Gefahr für die Knochenstabilität bedeutet.

Milchprodukte, Fisch, Geflügel, rotes Fleisch sowie Hülsenfrüchte versorgen den Körper sowohl mit Eiweiß als auch mit anderen lebenswichtigen Stoffen wie Vitaminen und Mineralstoffen. Vorsicht ist jedoch geboten bei den Fetten, die zum Beispiel in Fleisch und fettem Käse reichlich enthalten sind. Wir sollten deshalb lieber fettarmen Käse essen und Fleisch nicht zu oft auf den Tisch bringen – ein paar Mal im Monat reichen hierbei völlig aus. Fisch sollte hingegen mehrfach in der Woche auf dem Speisezettel stehen, da er uns nicht nur mit dem lebenswichtigen Jod versorgt, sondern auch mit so genannten mehrfach ungesättigten Fettsäuren.

Fisch sollte mehrfach in der Woche auf dem Speiseplan stehen, da er uns nicht nur mit dem lebenswichtigen Jod versorgt, sondern auch mit den so genannten mehrfach ungesättigten Fettsäuren.

Die Fette – ein Kapitel für sich

Maximal 30 Prozent der täglichen Gesamtkalorien sollten wir über Fette decken. In der Realität jedoch sieht es auch hier anders aus: Männer nehmen etwa 30 Prozent, Frauen sogar 40 Prozent zuviel Fett zu sich. Das ist nicht nur fatal, weil dies fast zwangsweise zu Übergewicht führt. Es ist auch deshalb ungesund, weil durch manche Fette – speziell jene in Fleisch und Wurst – auch unsere Blutfettwerte (Triglyzeride und LDL-Cholesterin) ansteigen, die letztlich Hauptverursacher der Arteriosklerose sind.

Ernährungswissenschaftler raten, wir sollten höchstens 10 Prozent unseres Energiebedarfs aus gesättigten Fettsäuren, 13 Prozent aus einfach ungesättigten und 7 Prozent aus mehrfach ungesättigten Fettsäuren beziehen.

Gesättigte und einfach ungesättigte Fettsäuren kann der Körper auch selbst herstellen, einige mehrfach ungesättigte hingegen

nicht. Diese müssen wir also dringend mit der Nahrung zu uns nehmen.
Alles zu theoretisch? Stimmt. Machen wir es praktischer: Essen Sie weniger Fleisch und Wurstwaren, dafür aber mehr Fisch, Nüsse und Kerne und benutzen Sie vermehrt hochwertige pflanzliche (ungehärtete) Öle. So einfach ist das!

Verbote produzieren nur Frust

Wie überall im Leben sollte man auch beim Essen nicht zum Prinzipienreiter werden. Denn wer sich alles verbietet, worauf er eventuell Lust hat, wird sich irgendwann gefrustet von der gesunden Ernährung abwenden. Besser ist es da, sich ab zu auch mal Weißbrot oder Brötchen zu gönnen, ein Stück Kuchen oder auch eine Tafel Schokolade – es sollte bloß nicht zur Gewohnheit werden.

Auch das Gehirn braucht Bewegung

Über den Wert von Gedächtnisübungen und anderen geistigen Beschäftigungen haben wir im Zusammenhang mit der nichtmedikamentösen Therapie von Demenzen bereits gesprochen. Man sollte jedoch weit früher damit beginnen, um es möglichst gar nicht erst so weit kommen zu lassen.
Die bereits erwähnte Stengel-Methode mit ihren Übungen (siehe ab Seite 99) stellt hierbei nur eine Möglichkeit unter vielen dar, wie Sie sich geistig fit halten können.

Beruf als Berufung?

Wer in seinem Beruf keine Herausforderung mehr sieht, stets Neues zu lernen und schwierige Situationen mit Intuition und glasklarer Logik zu lösen, sollte entweder seinen Beruf wechseln - was natürlich meist nicht geht - oder sich andere Felder suchen, auf denen er sich geistig fit halten kann.

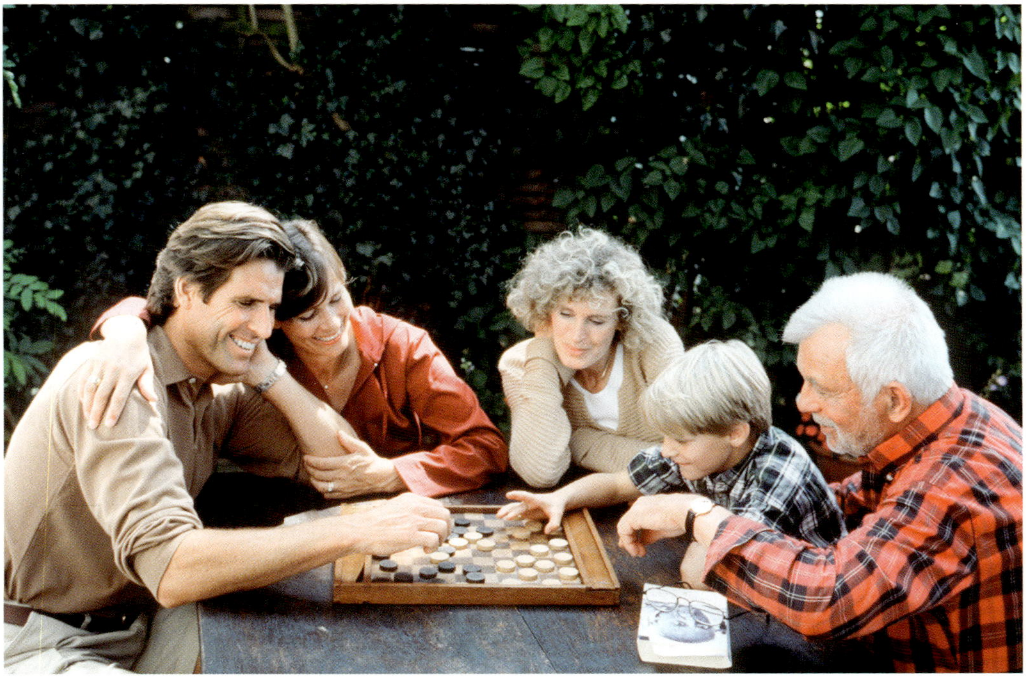

Natürlich eignen sich nicht alle Berufe gleichermaßen zum »Gehirnjogging«. Doch manchmal ist es auch nur eine Frage der Einstellung. Wenn Sie es schaffen, Ihren Beruf tatsächlich als so etwas wie eine Berufung anzusehen, finden Sie mit ziemlicher Sicherheit etwas, an dessen Verbesserung Sie arbeiten können. Das lässt sich auch umdrehen: Wer sich nach Verbesserungsmöglichkeiten umschaut, wird seinen Beruf eher als Berufung ansehen können. Ein Verharren im gewohnten Trott, das tägliche Abspulen der immer gleichen Verfahrensweisen, führt letztlich nicht nur zu Arbeitsunlust und nachlassender Produktivität. Es führt vor allem zu einer »Verkalkung des Denkens«. Lassen Sie es gar nicht erst so weit kommen: Seien Sie kreativ und suchen Sie sich neue Aufgabenfelder. Und wenn es sie nicht gibt – erfinden Sie welche.

Wann haben Sie das letzte Mal mit der ganzen Familie zusammen etwas unternommen? Spiele halten das Gehirn fit und beweglich.

Immer nur Spaß? – Die TV-Generation

Auch Kinder sollten nicht zu viel Zeit vor dem Computer verbringen – Bewegung ist wichtig, und Brettspiele wie z.B. Schach sind gewiss nicht weniger anspruchsvoll, aber schonender für Augen und Nervenkostüm – und fördern zudem das Sozialverhalten.

Schon unsere Kinder verbringen am Tag durchschnittlich 100 Minuten vor der Glotze. Und: fast die Hälfte der Kinder in Ostdeutschland besitzt ein eigenes Fernsehgerät, in Westdeutschland sind es immer noch ein Viertel. Dass der Flimmerkasten der Kinder liebstes Spielzeug ist - weit vor Computer und Büchern - ist kein Wunder, machen wir es den Kindern doch jeden Tag aufs Neue vor: Die Fernsehdauer eines Erwachsenen beträgt im Schnitt 200 Minuten täglich!

Niemand wird bezweifeln, dass Fernsehen auch den Geist anregen und Wissen vermitteln kann. Entsprechende Angebote gibt es zuhauf, nicht nur reine Wissens- und Nachrichtensendungen, sondern auch anspruchsvolle Unterhaltung wie etwa die zahlreichen Quizsendungen, die einiges zur Allgemeinbildung beitragen können. Doch machen wir uns nichts vor: Geistig anspruchslose Unterhaltungsmassenware bestimmt weite Teile der Sendelandschaft. Entsprechend viel wird sie auch konsumiert und dient ausschließlich dem Zweck, seichte Unterhaltung und Entspannung zu bieten.

Wer etwas für sein Gehirn tun will, sollte im Fernsehen besser auf die genannten anspruchsvolleren Sendungen zurückgreifen und nicht zu viel fernsehen. Wie wäre es stattdessen mit einem guten Buch am Abend? Oder auch einem kniffligen Spiel? Im Sinne des Gehirntrainings übrigens sind Computerspiele spielende Kids gut bedient: Man sollte als Erwachsener ruhig einmal versuchen, so etwas durchzuspielen. Für viele von uns wird dies in einem Desaster enden...

Allerdings sollten Kinder auch nicht zu viel Zeit vor dem Computer verbringen - Bewegung ist wichtig, und ganz gewöhnliche Brettspiele wie z. B. Schach sind gewiss nicht weniger anspruchsvoll, aber schonender für Augen und Nervenkostüm. Gehen Sie mit gutem Beispiel voran.

Gehirnjogging – mehr als nur ein Schlagwort

Es gibt selbstverständlich nicht nur das erwähnte Gedächtnistraining nach Franziska Stengel. Sehr bekannt und gut nutzbar ist auch das so genannte Gehirnjogging nach Lehrl und Fischer. Darüber hinaus existieren zahlreiche weitere Angebote auf dem Buch- und Seminarmarkt - lassen Sie sich hierzu in Ihrer Buchhandlung beraten. Darüber hinaus bringen auch Kreuzworträtsel der verschiedensten Art sowie Logik- und Kreativitätstrainer das Gehirn auf Trab. Wie viel Zeit investieren Sie täglich für die Körperpflege? Wie wäre es, wenn Sie die gleiche Zeit einem Ihrer wichtigsten Organe widmen würden - Ihrem Gehirn?

Zum Thema Gehirnjogging existieren zahlreiche weitere Angebote auf dem Buch- und Seminarmarkt – lassen Sie sich hierzu in Ihrer Buchhandlung beraten.

Planen Sie Ihren Ruhestand – rechtzeitig!

Viele Menschen fallen in ein tiefes Loch, wenn sie mit 65 oder wann auch immer in den Ruhestand eintreten. Schuld daran ist nicht nur der emotionale Aspekt, irgendwie nicht mehr gebraucht zu werden. Es ist auch schlicht die viele Zeit, die zuvor ganz automatisch mit Anforderungen aus dem Beruf angefüllt war und die nun aus eigenem Antrieb sinnvoll genutzt werden muss. All das, womit sich das Gehirn zuvor »zwangsweise« auseinander setzen musste, fehlt nun. Wer nicht bereits während der Berufstätigkeit weiter reichende geistige Interessen hatte, wird mit großer Wahrscheinlichkeit ein Problem bekommen. Langeweile und sinnarme Entspannung via Fernsehn lassen das Gehirn erlahmen.

Bauen Sie deshalb rechtzeitig vor und entwickeln Sie Strategien, womit Sie Ihre neu gewonnene viele freie Zeit ausfüllen möchten. Je mehr Interessensgebiete Sie sich vorab erarbeiten, desto leichter wird es Ihnen fallen, auch im Ruhestand geistig beweglich zu bleiben. Sie haben dann schon Jahre vorher etwas, worauf Sie sich für später freuen können. Und möglicherweise müssen Sie im Ruhestand sogar entscheiden, was Sie davon überhaupt umsetzen können - weil alles zu tun einfach zu viel wäre.

Anhang

Hirnleistungstests

Der Mini-Mental-Status-Test nach Folstein

Stellen Sie die Fragen genau so, wie sie aufgeschrieben sind.

Fehler	Richtig	Nicht beurteilbar	»Nun möchte ich Ihnen einige Fragen stellen, um Ihr Gedächtnis und Ihre Konzentration zu prüfen. Einige Fragen mögen einfach, andere schwieriger sein.«	Bemerkung
0	1	9	1. »Welches Jahr haben wir?«	
0	1	9	2. »Welche Jahreszeit?«	
0	1	9	3. »Den wievielten des Monats?«	
0	1	9	4. »Welcher Wochentag ist heute?«	
0	1	9	5. »Welcher Monat?«	z. B. Juli oder 7.
0	1	9	6. »In welchem Land sind wir?«	
0	1	9	7. »In welchem Bundesland?«	
0	1	9	8. »In welcher Ortschaft?«	
0	1	9	9. »Auf welchem Stockwerk?«	
0	1	9	10. »An welchem Ort (Name oder Adresse) befinden wir uns hier?«	
				Punkte: _____

Fehler	Richtig	Nicht beurteilbar		Bemerkung
			11. »Ich werde Ihnen nun drei Wörter nennen. Nachdem ich Ihnen diese gesagt habe, möchte ich Sie bitten, sie zu wiederholen. Versuchen Sie, sich diese Wörter zu merken; in einigen Minuten werde ich Sie bitten, sich wieder an diese Wörter zu erinnern.«	
0	1	9	**»Zitrone«**	
0	1	9	**»Schlüssel«**	
0	1	9	**»Ball«**	
			Bitte wiederholen Sie die Wörter! Die **erste** Wiederholung ergibt die Punktzahl (1 Punkt pro genanntes Wort). Werden nicht alle drei Wörter im ersten Versuch nachgesprochen, wiederholen Sie die drei Begriffe bis zu 3 mal, bis alle Wörter gelernt sind.)	**Punkte:** ______
0	1	9	12. »Nun werde ich Ihnen ein Wort nennen und bitte Sie, dieses vorwärts und rückwärts zu buchstabieren. Das Wort ist »RADIO«.	
			Können Sie es vorwärts buchstabieren?	
			Bitte buchstabieren Sie es jetzt rückwärts!«	
			(Wiederholen Sie das Wort, wenn nötig, und helfen Sie, wenn nötig, beim Vorwärtsbuchstabieren.) Bewertung: Anzahl richtiger Buchstaben in der korrekten Reihenfolge: ____________ (0 bis 5; 9 = nicht durchführbar).	**Punkte:** ______

Fehler	Richtig	Nicht beurteilbar	»Welches sind die drei Wörter, die Sie sich merken sollten?« (TP = Testperson)	Bemerkung
0	1	9	**13. »Zitrone«**	
0	1	9	**14. »Schlüssel«**	
0	1	9	**15. »Ball«**	
0	1	9	16. (Zeigen Sie der TP ihre Armbanduhr) »Was ist das?«	
0	1	9	17. (Zeigen Sie der TP einen Bleistift) »Was ist das?«	
0	1	9	18. »Sprechen Sie mir nach:« (Der Satz lautet.) **»BITTE KEINE WENN UND ABER«.** Es ist **nur ein Versuch** erlaubt!	
0	1	9	19: »Lesen Sie bitte, was auf diesem Blatt steht und führen Sie es aus!« (Auf dem Blatt steht.) **»SCHLIESSEN SIE IHRE AUGEN«** richtig ist, wenn die TP die Augen schließt!	
			20. »Ich werde Ihnen ein Blatt Papier geben. Wenn ich es Ihnen gebe, nehmen Sie es bitte mit der rechten Hand, falten Sie es mit beiden Händen und legen Sie es dann auf Ihren Schoß!« Lesen Sie zuerst die vollständige Instruktion und reichen Sie **erst dann** der TP das Blatt mit beiden Händen. Wiederholen sie weder die Instruktion, noch leiten Sie die TP an.	
0	1	9	Rechte Hand	
0	1	9	Falten	
0	1	9	Auf Schoß	

Fehler	Richtig	Nicht beurteilbar		Bemerkung
0	1	9	21. »Schreiben Sie bitte irgendeinen vollständigen Satz auf dieses Blartt Papier!«	
0	1	9	22. »Hier ist eine Figur. Bitte zeichnen Sie diese Figur auf dem gleichen Blatt Papier ab!« Richtig ist, wenn die zwei sich überlappenden Fünfecke ein Viereck bilden und alle Ecken der Fünfecke vorhanden sind.	**Punkte:** ______
			(Summe aller Punkte der 22 Fragen, ausgeschlossen sind Punkte von »9«.)	**Gesamtpunkte:** ______

Der Uhren-Test (Clock Drawing Test)

Der Proband bekommt ein Blatt Papier mit einem vorgedruckten Kreis.
Er soll das Zifferblatt einer Uhr korrekt zeichnen.

Auswertung:

☐	**3 Punkte**	Die Zahl 12 steht oben
☐	**2 Punkte**	Die Uhr hat 2 Zeiger
☐	**2 Punkte**	Es sind 12 Ziffern
☐	**2 Punkte**	Die korrekte Zeit wird angezeigt
☐	**Summe**	Bei einer Punktzahl < 6 liegt der Verdacht auf eine Störung vor.

Instrumentelle Aktivitäten des täglichen Lebens (IADL) nach Lawton und Brody

Aktivität		Punkte
1. Telefon	Benutzt Telefon aus eigener Initiative, wählt Nummern	1
	Wählt einige bekannte Nummern	1
	Nimmt ab, wählt nicht selbständig	1
	Benutzt das Telefon überhaupt nicht	0
2. Einkaufen	Kauft selbständig die meisten benötigten Sachen ein	1
	Tätigt wenige Einkäufe	0
	Benötigt bei jedem Einkauf Begleitung	0
	Unfähig zum Einkaufen	0
3. Kochen	Plant und kocht erforderliche Mahlzeiten selbständig	1
	Bestellt erforderliche Mahlzeiten selbständig bei einem mobilen sozialen Hilfsdienst	1
	Kocht selbständig, hält aber erforderliche Diät nicht ein	0
	Benötigt vorbereitete und servierte Mahlzeiten	0
4. Haushalt	Hält Haushalt instand oder benötigt zeitweise Hilfe bei schweren Arbeiten	1
	Führt selbständig kleine Hausarbeiten aus	1
	Führt selbst kleine Hausarbeiten aus, kann Wohnung aber nicht reinhalten	1
	Benötigt Hilfe in allen Haushaltsvorrichtungen	0
	Nimmt an täglichen Verrichtungen im Haushalt nicht teil	0

Aktivität		Punkte
5. Wäsche	Wäscht sämtliche Wäsche	1
	Wäscht kleine Sachen	0
	Wäsche muss auswärtig versorgt werden	0
6. Transportmittel	Benutzt öffentliche Verkehrsmittel unabhängig / Taxi	1
	Benutzt öffentliche Verkehrsmittel in Begleitung	1
	Beschränkte Fahrten im Taxi bzw. Auto nur in Begleitung	0
	Reist überhaupt nicht	0
7. Medikamente	Nimmt Medikamente in genauer Dosierung und zum korrekten	
	Zeitpunkt eigenverantwortlich	1
	Nimmt vorbereitete Medikamente korrekt	0
	Kann korrekte Einnahme von Medikamenten nicht handhaben	0
8. Geldhaushalt	Regelt finanzielle Geschäfte selbständig	1
	Erledigt tägliche kleine Ausgaben, benötigt Hilfe bei Bankgeschäften	1
	ist nicht mehr fähig, selbständig mit Geld umzugehen	0
Gesamtpunktzahl		(max. 8)
Bemerkung		

Berechnung des Kalorienbedarfs

Berechnung Grundumsatz für Männer

Alter		Gewicht (kg)		Größe (m)		Grundumsatz (kcal)		PAL		Kalorienbedarf
10 – 18	16,60 ×		+ 77 ×		+ 572 ergibt		×		ergibt	
19 – 30	15,40 ×		+ 27 ×		+ 717 ergibt		×		ergibt	
31 – 60	11,30 ×		+ 16 ×		+ 901 ergibt		×		ergibt	
> 61	8,80 ×		+1228 ×		+ 1071 ergibt		×		ergibt	

Berechnung Grundumsatz für Frauen

Alter		Gewicht (kg)		Größe (m)		Grundumsatz (kcal)		PAL		Kalorienbedarf
10 – 18	7,40 ×		+482 ×		+ 217 ergibt		×		ergibt	
19 – 30	13,30 ×		+334 ×		+ 35 ergibt		×		ergibt	
31 – 60	8,70 ×		+ 25 ×		+ 865 ergibt		×		ergibt	
> 61	9,20 ×		+637 ×		+ 302 ergibt		×		ergibt	

Quelle: Energy and protein requirements, World Health Organization Technical Report Series 724

PAL (Physical activity level)	PAL
Ausschließlich sitzende oder liegende Lebensweise	1,2
Ausschließlich sitzende Tätigkeit mit wenig oder keiner anstrengenden Freizeitaktivität	1,4 – 1,5
Sitzende Tätigkeit, zeitweilig zusätzlicher Energiebedarf für gehende oder stehende Tätigkeiten	1,6 – 1,7
Überwiegend gehende oder stehende Tätigkeiten	1,8 – 1,9
Körperlich anstrengende berufliche Arbeit	2,0 – 2,4
Zuschlag für sportliche Freizeitaktivitäten (4 – 5-mal/Woche für je 30 – 60 Minuten)	0,3

Quelle: Arbeitsgruppe Referenzwerte für die Nährstoffzufuhr, »Referenzwerte für die Nährstoffzufuhr«, 2000

Hier finden Betroffene und Angehörige Rat & Hilfe

Deutsche Alzheimergesellschaft e.V.
Friedrichstraße 236
D-10969 Berlin
Tel.: (030) 25 93 79 5-0
E-Mail: info@deutsche-alzheimer.de
Internet: www.deutsche-alzheimer.de

Info: Hilfen für Angehörige, Online- und Telefonberatung (Alzheimer-Telefon: 0 18 03-17 10 17; 0,09 Euro pro Minute), Adressen von regionalen Alzheimer-Gesellschaften und Anlaufstellen sowie Gedächtnissprechstunden.

Alzheimer Angehörigen-Initiative e.V. (AAI)
Reinickendorfer Straße 61
D-13347 Berlin
Tel.: (030) 47 37 89 95
Fax: (030) 47 37 89 97
E-Mail: info@alzheimerforum.de
Beratungssprechstunde Frau Drenhaus-Wagner, Mo. bis Do. 10 - 15 Uhr und nach Vereinbarung

Info: Die AAI bietet Beratungssprechstunden, Telefonberatung, Hausbesuche durch Pflegefachkräfte, Fachlich geleitete Gesprächsgruppen für Pflegende mit gleichzeitiger Krankenbetreuung, Wochenendseminare für pflegende Angehörige sowie im Internet das AlzheimerForum (http://www.alzheimerforum.de) mit umfassenden Informationen zur Demenz (auch andere Formen als Alzheimer) und vielen weiterführenden Links zum Beispiel zu Selbsthilfegruppen und Angehörigengruppen.

Medizinisches Wissensnetzwerk der Universität Witten/Herdecke
Internet: www.evidence.de

Info: Nichtmediziner (Betroffene, Angehörige) finden hier Patientenleitlinien, die wichtiges Wissen über Demenzerkrankungen vermitteln (Menüpunkt »Leitlinien«). Für Mediziner gibt es Fachinfos über Diagnose und Therapie.

Akademie für Gedächtnistraining nach Dr. med. Franziska Stengel im memo verlag
Vaihinger Landstraße 63
D-70195 Stuttgart
Tel.: (0711) 6 97 98 06
Fax: (0711) 6 97 98 08
E-Mail: info@akademie-gedaechtnistraining.de
Internet: www.akademie-gedaechtnistraining.de

Info: Näheres zum Gedächtnistraining nach Franziska Stengel mit Therapeutensuche, Literatur und Seminarprogramm.

Alzheimer Research Forum (engl.)
Internet: www.alzforum.org

Info: Neuigkeiten über Entstehung und Therapie der Alzheimerkrankheit - sehr ausführlich, aber nur geeignet bei entsprechender Vorbildung und guten Englischkenntnissen.

Bundesarbeitsgemeinschaft der
Freien Wohlfahrtspflege e.V.
Oranienburger Straße 13-14
D-10178 Berlin
Tel.: (030) 2 40 89-0
Fax: (030) 2 40 89-134
E-Mail: info@bag-wohlfahrt.de
Internet: www.bagfw.de

Info: Unter anderem Hilfen für alte Menschen durch Beratung, Angebote sozialer Begegnung, Altenbildung, Altenerholung, Mahlzeiten- und Besuchsdienste, Altenwohnungen, Altenwohnheime, Alten- und Pflegeheime, geriatrische Kliniken. Die Bundesarbeitsgemeinschaft der Freien Wohlfahrtspflege e.V. (BAGFW) ist ein Zusammenschluss neben anderen der Arbeiterwohlfahrt, des deutschen Caritasverbandes und des Deutschen Roten Kreuzes.

Kuratorium Deutsche Altershilfe,
Wilhelmine-Lübke-Stiftung e.V.
An der Pauluskirche 3
50677 Köln
Tel.: (0221) 93 18 47-0
Internet: http://kda.de

Info: Das Kuratorium setzt sich unter anderem ein für die Interessen älterer Menschen, informiert die Presse und die Öffentlichkeit über die Lage älterer Menschen und unterstützt insbesondere die Arbeit für ältere Menschen mit Hilfe- und Pflegebedarf.

Handeln statt Misshandeln (HsM),
Bonner Initiative gegen Gewalt im Alter e.V.
Goetheallee 51
D-53225 Bonn
Tel.: (0228) 63 63 22
Fax: (0228) 63 63 31
Info-/Krisentelefon: (0228) 69 68 67
E-Mail: info@hsm-bonn.de
Internet: www.hsm-bonn.de

Bundesarbeitsgemeinschaft der
Senioren-Organisationen e.V. (BAGSO)
Eifelstraße 9
D-53119 Bonn
Tel.: (0228) 24 99 93-0
Fax: (0228) 24 99 93-20
E-Mail: kontakt@bagso.de

Info: Die BAGSO vertritt als Dachverband mit derzeit 80 Mitgliedsorganisation die Interessen der älteren Generationen. Im Angebot unter anderem Freizeitgestaltung, kirchliche Altenarbeit und die Weiterbildung älterer Menschen.

Malteser Hilfsdienst e.V., Generalsekretariat
Kalker Hauptstraße. 22-24
D-51103 Köln
Tel.: (0221) 98 22-01
Fax: (0221) 98 22-399
E-Mail: malteser@maltanet.de
Internet: www.malteser.de

Info: Die katholische Hilfsorganisation ist bundesweit an mehr als 600 Orten vertreten. Im Mittelpunkt der Arbeit steht der christliche Dienst am Bedürftigen.

Literatur zum Thema: Erfahrungsberichte und Romane

Hinweis: Eine Liste der bemühten Fachliteratur erhalten Sie auf Wunsch von den Autoren.

Manchen Menschen – Angehörigen wie Betroffenen – mag es nützen, sich der Thematik der Demenzerkrankungen über Erfahrungsberichte von Betroffenen oder fiktive Geschichten zu nähern. Hier eine kleine Auswahl:

Bernleff, J.: Hirngespinste. Piper 1989

Forster, M.: Ich glaube, ich fahre in die Highlands.
Fischer Taschenbuch 1992

Friel McGowin, D.: Wie in einem Labyrinth.
Knaur, München 1994

Fuhrmann, A.: Das Alzheimer-Schicksal meiner Frau:
Lebendig begraben im Bett? Trias, Stuttgart 1990

Götte, R./Lackmann, E.: Alzheimer – was tun?
Beltz-Verlag, Weinheim 1991

Register

Register für Tabellen und Grafiken

Bildnachweis

Umschlagfoto: ZEFA

Fotos: BilderBox/Erwin Wodicka S. 23, S. 63, S. 72, S. 92, S. 149; Corbis/Digital Art S. 34/S. 98; Kelloggs S. 153; Mauritius/age fotostock S. 06, S. 68/Mallaun S. 29/Kupka S. 43/Rawi S. 110/The Copyright Group S. 140/Pigneter S. 144; Photodisc S. 09, S. 81; Picture-Alliance S. 14; Picture Press/Bockelberg S. 157; zefa/Emely S. 18/G. Schuster S. 42/Flying S. 78/masterfile/Richard Smith S. 101/Norman S. 113/sucré salé-Herve Amiard S. 117/creasource S. 124/ H. G. Rossi S. 132.

Grafiken: Verlagsservice Peter Schneider, Iffeldorf.

Wichtiger Hinweis

Die im Buch veröffentlichten Ratschläge wurden mit größter Sorgfalt von Verfassern und Verlag erarbeitet und geprüft. Eine Garantie kann jedoch nicht übernommen werden. Ebenso ist eine Haftung der Verfasser bzw. des Verlages und seiner Beauftragten für Personen-, Sach- oder Vermögensschäden ausgeschlossen.

Impressum

Bibliografische Information Der Deutschen Bibliothek
Die Deutsche Bibliothek verzeichnet diese Publikation in der Deutschen Nationalbibliografie; detaillierte bibliografische Daten sind im Internet über http://dnb.ddb.de abrufbar.

Projektleitung: Franz Leipold
Redaktion: Redaktionsbüro Yvonne Georgi, Langenau
Herstellung: Jörg Alt
Bildredaktion: Sylvie Busche (Ltg.)
Umschlagkonzeption: Zero Werbeagentur, München
Satz und Layout: Verlagsservice Peter Schneider, Iffeldorf
Reproduktion: Repro Ludwig, Zell am See
Druck und Bindung: Offizin Andersen Nexö, Leipzig
Printed in Germany

ISBN 3-426-66917-X